Frank Baumgartner
Matthias Dalferth
Heike Vogel

Berufliche Teilhabe für Menschen aus dem autistischen Spektrum (ASD)

»Edition S«

Bibliografische Information Der Deutschen Nationalbibliothek

Die Deutsche Nationalbibliothek verzeichnet diese Publikation
in der Deutschen Nationalbibliografie;
detaillierte bibliografische Daten sind im Internet über
http://dnb.d-nb.de abrufbar.

ISBN 978-3-8253-8339-8

Imprimé en Allemagne · Printed in Germany
Umschlagdesign: Drißner-Design und DTP, Meßstetten
Druck: Memminger MedienCentrum AG, 87700 Memmingen

Gedruckt auf umweltfreundlichem, chlorfrei gebleichtem und
alterungsbeständigem Papier.

Den Verlag erreichen Sie im Internet unter:
www.winter-verlag-hd.de

Ein besonderes Modellprojekt

Modellprojekte gibt es viele. In Wirtschaft und Gesellschaft, im staatlichen Bereich, nicht zuletzt im Feld des Sozialstaates. Ihre Anzahl ist kaum überschaubar, ihre Bedeutung manchmal zweifelhaft, ihre Wirkung oft bescheiden und begrenzt. Kaum ein Bereich menschlicher Regung entgeht findigen Projektsuchern als Testgelände wissenschaftlicher Neugier. Bevorzugt wird dabei ge- und vermessen, katalogisiert, einsortiert. Verständlich, denn Vergleiche verdeutlichen. Sie legen den Kern der Dinge offen. Sie liefern Deutungen und Erklärungen, Informationen eben, die – im besten Fall – objektiven Kriterien genügen.

Was aber, wenn der „Gegenstand" eines Projektes nicht ausschließlich mit rationalen Konzepten und Begriffen zu erfassen ist? Folgt man einem Betroffenen, Birger Sellin, dann beschreibt er Autismus: „Außen und Innen sind wie sagenhafte, ungeheure Welten und nichts verbindet diese Welten miteinander". Das Phänomen Autismus lässt sich demnach wahrscheinlich von außen kaum oder nicht ganz „verstehen".

Dann braucht es umso mehr Verständnis. So kann und muss man sich dem Phänomen nähern. Nähern durch Mitfühlen und Miterleben, war das Credo von Dr. Peter Schopf am Beginn des Projektes auf einer Fachtagung in Abensberg. Die Betroffenen in persönliche Wirklichkeiten integrieren und so Teilhabe organisieren, war sein „Programm". Beides stand von Anfang an im Zentrum des Modellprojektes. So war es konzipiert, darauf war es konzentriert.

Entscheidenden Anstoß zu diesem Projekt gab Professor Kurt Jacobs. Schon zu Beginn der 80er Jahre des letzten Jahrhunderts entwickelte er Konzepte und Konzeptionen zur beruflichen Qualifizierung von autistischen Jugendlichen in Berufsbildungswerken. Unermüdlich warb er für seine Ideen. Lange leider erfolglos. Deshalb war dieses Projekt in ganz besonderer Weise auch „sein" Projekt. Wenn heute viele Berufsbildungswerke – wie selbstverständlich – Jugendlichen mit Autismus berufliche Perspektiven bieten, dann ist das auch dem beharrlichen Engagement von Professor Jacobs zu verdanken.

Beflügelt in vielfacher Hinsicht hat das Projekt auch die Vorsitzende des Bundesverbandes „Autismus Deutschland e.V.", Maria Kaminski. Mit liebevoller Resolutheit, wenn notwendig auch charmanter Sturheit, streitet sie für die Anliegen ihrer Klientel. Auch mit und in diesem Projekt. Dass es ein Erfolgsprojekt wurde, ist ganz entscheidend ihrem entschiedenen Einsatz zuzuschreiben.

Für die wissenschaftliche Begleitung zeichnete Professor Matthias Dalferth von der Hochschule für angewandte Wissenschaft Regensburg verantwortlich. Seine Aufgabe erledigte er nicht nur handwerklich ausgezeichnet, d.h. wissenschaftlichen Kriterien und Ansprüchen genügend. Bei ihm spürte man auch immer, dass es für ihn ein „besonderes" Projekt war, dem er sich auch mit großer persönlicher Empathie widmete. Dabei konnte er auf eine langjährige auch praktische Auseinandersetzung mit dem Phänomen Autismus zurückgreifen. Schon 1997, lange vor Beginn des Projektes, führte er erste Mitarbeiterschulungen im BBW Abensberg zum Umgang mit Jugendlichen mit autistischen Störungen durch. So schuf er eine tragfähige Basis für den Erfolg des Modellprojektes.

Nicht vergessen werden dürfen die „Praktiker" dieses Modellprojektes. Frau Vogel und Herr Baumgartner vom BBW Abensberg. Mit sehr viel Mühe und Engagement haben diese beiden das Projekt begleitet und betreut. Sie stehen auch stellvertrendend für die vielen Verantwortlichen in den Berufsbildungswerken Dortmund, Hessen-Süd und Greifswald, in den Internatsgruppen, Schulen und Fachdiensten, die sich sehr stark persönlich in die Projektarbeit einbrachten. Sie sorgten dafür, dass sich in den Berufsbildungswerken soviel Erfahrung im Umgang mit Jugendlichen mit autistischen Syndromen ansammelte, dass sie heute gesuchte und gefragte Partner bei der beruflichen Teilhabe dieses Personenkreises sind.

Ihnen allen gilt mein herzlicher Dank.

Richard Fischels
Bundesministerium für Arbeit und Soziales

Inhaltsverzeichnis

Vorwort

Die dieser Publikation zu Grunde liegenden Erkenntnisse basieren auf zwei Forschungsprojekten, die zwischen 2003 und 2008 im Auftrag des Bundesministeriums für Arbeit und Soziales im Berufsbildungswerk St. Franziskus in Abensberg (Bayern) durchgeführt wurden. Das erste Projekt trug den Titel: „Abklärung der Möglichkeiten zur beruflichen Förderung von Menschen mit autistischen Syndromen und Gewinnung von konkreten Empfehlungen zur Umsetzung“, das zweite „Teilhabe und berufliche Eingliederung von Menschen mit Autismus auf den ersten Arbeitsmarkt“.

Ziel und Auftrag der Projekte bestand darin, Personenkreise aus dem autistischen Spektrum[1], die für berufliche Qualifizierungsmaßnahmen in Frage kommen, näher zu beschreiben und zu untersuchen, welche Hindernisse einer vorberuflichen Förderung und beruflichen Teilhabe entgegenstehen. Des Weiteren galt es, nationale und internationale Erfahrungen, die im Zusammenhang mit beruflicher und sozialer Teilhabe, Förderung und Eingliederung bei Menschen aus dem autistischen Spektrum gesammelt wurden, zu sichten, erforderliche Rahmenbedingungen für die berufliche Rehabilitation zu erkunden sowie geeignete Maßnahmen zur Durchführung von Assessment, Berufsvorbereitenden Bildungsmaßnahmen und Ausbildungsgängen zu veranlassen. Um einen bestmöglichen Übergang von der berufsbildenden Einrichtung ins Arbeitsleben zu gewährleisten und um für die Absolventen eine berufliche wie private Perspektive zu entwickeln, wurden Maßnahmen zur beruflichen Eingliederung auf dem allgemeinen Arbeitsmarkt sowie zur gesellschaftlichen Teilhabe konzipiert und durchgeführt.

Eine ganze Reihe von Fortbildungsmaßnahmen hatte zum Ziel, den Mitarbeitern aus Rehabilitationseinrichtungen einschlägige Kompetenzen für die Arbeit mit autistischen Rehabilitanden zu vermitteln. Mit der Erarbeitung verschiedener handlungsleitender Orientierungen und Materialien wurde die Absicht verfolgt, die Ergebnisse der jeweils entwickelten, erprobten und evaluierten Konzepte abzubilden und Mitarbeitern in der beruflichen Förderung dieses Personenkreises zugänglich zu machen. Schon zu Projektbeginn war absehbar, dass *eine* spezialisierte Einrichtung der zunehmenden Nachfrage nicht gerecht werden kann. Zur Gewährleistung einer flächendeckenden Versorgungsstruktur in Deutsch-

[1] Nähere Informationen zur Symptomatik, Diagnostik und Ursachen autistischer Syndrome sind den im Anhang hinterlegten Quellen zu entnehmen.

land wurden demzufolge drei weitere Einrichtungen ausgewählt und als Kompetenzzentren zur überbetrieblichen beruflichen Förderung von jungen Menschen aus dem autistischen Spektrum qualifiziert und etabliert. Das BBW Dortmund, Greifswald und Südhessen (s. Abbildung 1).

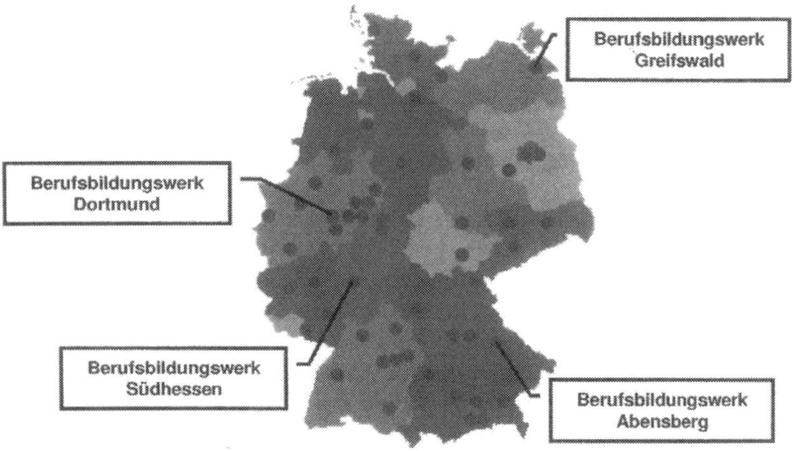

Abbildung 1: Berufsbildungswerke in Deutschland – Kompetenz BBW Autismus hervorgehoben

Die Gründung von vier Kompetenzzentren zur beruflichen Qualifizierung der Rehabilitanden mit Autismus im Bundesgebiet stellte eine der wesentlichen Herausforderungen des ersten Projektes dar. Acht weitere BBW haben sich im Verlauf der letzten zwei Jahre im Rahmen von Fortbildungen darüber hinaus einschlägige Kenntnisse angeeignet und bieten gleichfalls geeignete Ausbildungsmöglichkeiten für junge Leute mit Autismus an.

Zum Zeitpunkt des Projektbeginns existierten keine überbetrieblichen Einrichtungen, die ein spezifisches Förderangebot für diesen Personenkreis vorhielten. Vorwiegend negative Erfahrungen mit einzelnen Auszubildenden aus dem autistischen Spektrum in berufsbildenden Einrichtungen (vgl. DALFERTH 1993) nährten die Vorstellung, dass junge Menschen mit Autismus nicht ausbildungsfähig und nicht vermittlungsfähig seien. Dies ist auch damit im Zusammenhang zu sehen, dass im vergangenen Jahrhundert die kognitiven Fähigkeiten dieser Menschen unterschätzt wurden. Man vermutete, dass etwa 70 % der Gesamtpopulation nicht nur von Autismus, sondern von geistiger Retardierung betroffen seien. Heute – wohl nicht zuletzt auch aufgrund intensiver therapeutischer Bemühungen und einer verbesserten schulischen Förderung – geht man davon aus (vgl. REMSCHMIDT/KAMP-BECKER 2007, 875), dass nur 25–50 % der Personen mit tief greifenden Entwicklungsstörungen (TE = aut. Spektrum) zusätzlich kognitiv beeinträchtigt sind.

Die sprunghaft zunehmende Zahl der Rehabilitanden mit Autismus in allen am Projekt beteiligten Einrichtungen stellt den hohen Bedarf an beruflicher Förderung unter Beweis (s. Abbildung 2).

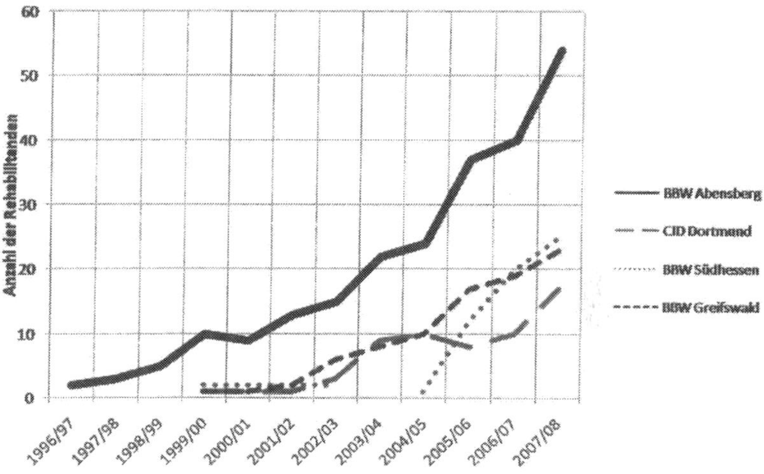

Abbildung 2: Entwicklung der Zahlen von Rehabilitanden mit Autismus in den Partnereinrichtungen

Auf der Basis der entwickelten Netzwerk- und Kooperationsstrukturen kann den Auszubildenden heute eine sehr breite Berufspalette angeboten werden, da die BBW Auszubildende auch untereinander in geeignete Ausbildungsgänge vermitteln. Allerdings – mit Ausbildung allein ist es nicht getan: Ohne öffentlichkeitswirksame Maßnahmen wird es nicht möglich sein, ins Bewusstsein zu rücken, dass Menschen mit Autismus durchaus befähigt werden können, eine berufliche Tätigkeit auszuüben und als kompetente Beschäftigte mit einem spezifischen Fähigkeitenprofil für die verschiedensten Betriebe einen Gewinn darstellen.

Mit der Zusammenstellung der aktuellen nationalen und internationalen Literatur zum Thema Autismus und beruflichen Teilhabe (einsehbar unter www.bbw-abensberg.de & www.autismus-und-arbeit.de) wird die Absicht verfolgt, weitere Forschungsvorhaben zum Gegenstand der beruflichen Teilhabe anzuregen und Studierenden, Diplomanden und Doktoranden den Zugang zur einschlägigen Literatur zu erleichtern.

Die spezifische Qualifizierung und Fortbildung des Personals in berufsbildenden Einrichtungen gilt als eine zentrale Voraussetzung für eine erfolgreiche berufliche und soziale Inklusion von jungen Menschen mit Autismus. Dieser Aufgabe muss daher auch in Zukunft höchster Stellenwert zuerkannt werden. Zur Fortbildung der Mitarbeiter aus Partner- und weiteren Rehabilitationseinrichtungen wurde bereits im Rahmen des Projektes ein umfassendes Fortbildungscurriculum entwickelt und mehrfach durchgeführt. Die Teilnehmer stehen heute den Einrichtungen als Multiplikatoren zur Verfügung und können dazu beitragen, die für diesen Personenkreis geeigneten Rahmenbedingungen langfristig zu sichern.

An der Ausbildungs- und Leistungsfähigkeit autistischer Jugendlicher besteht heute aus der Perspektive der Projektverantwortlichen kein Zweifel mehr. Dies stellen bereits die z.T. hervorragenden Berufsabschlüsse unter Beweis. Die Entwicklung eines hinreichenden und nahtlosen Unterstützungsnetzwerkes mit dem Ziel einer erfolgreichen beruflichen Einmündung und der Stabilisierung des Arbeitsplatzes in Krisenzeiten zählt gegenwärtig zu den wichtigsten Herausforderungen bei der Verbesserung der beruflichen Teilhabechancen nach Abschluss der Ausbildung oder nach Abschluss von vorberuflichen Bildungsmaßnahmen. Etliche Absolventen werden, wenn sie in ihre Heimatgemeinden zurückkehren, auf weitere Unterstützung angewiesen sein. Einen wesentlichen Beitrag können dabei die seit der Verabschiedung des SGB IX in sämtlichen Arbeitsagenturbezirken etablierten Integrationsfachdienste (IFD) leisten, vorausgesetzt, dass in jedem Bundesland oder in jeder Region für diese Absolventen mit Autismus kompetente und hinreichend qualifizierte IFD als Ansprechpartner bei der Arbeitssuche zur Verfügung stehen.

Ohne den Kenntnisreichtum und das Engagement der Mitglieder des wissenschaftlichen Projektbeirates und der Mitarbeiterinnen und Mitarbeiter der vier an den Projekten beteiligten Berufsbildungswerken wäre die Realisierung der Forschungsprojekte deren Ergebnisse in diese Publikation einmündeten, nicht möglich gewesen. Ihnen gilt an dieser Stelle unser ganz besonderer Dank.

1. Einführung

Die systematische Förderung der Kinder und Jugendlichen mit Autismus hat im Verlauf der letzten 20 Jahre in der Bundesrepublik Deutschland eine erhebliche Verbesserung erfahren. Dies ist insbesondere damit im Zusammenhang zu sehen, dass die diagnostischen Instrumentarien verfeinert wurden und der Bekanntheitsgrad der Behinderung – nicht zuletzt aufgrund der erhöhten medialen Aufmerksamkeit – sich deutlich erhöhen konnte. Man geht heute davon aus, dass ca. 62 von 10000 Menschen dem autistischen Spektrum zuzurechnen sind. Davon haben wenigstens 21 die Diagnose Kanner-Syndrom und ca. zehn die Diagnose Asperger-Syndrom, die übrigen werden den tief greifenden Entwicklungsstörungen (TE) (fragile X Syndrom, Teilautismus, desintegrative Störungen etc.) zugerechnet (vgl. FOMBONNE ET.AL. 2003, 2006; VOGELEY / LEHNHARDT 2008, 62f; auch POUSTKA 2004, 18ff). Von der Störung sind Jungen drei- bis viermal häufiger betroffen als Mädchen.

Die Zunahme der Prävalenz im Verlauf der letzten 20 Jahre wird dabei vorwiegend auf den höheren Bekanntheitsgrad der Behinderung und den verfeinerten, bisweilen auch breiteren diagnostischen Schlüssel zurück geführt, der vor allen Dingen zu einer Zunahme der Diagnosen von diskreten autistischen Behinderungen (Teilautismus, Asperger-Syndrom) geführt hat. Störungen aus dem autistischen Spektrum werden demzufolge heute wesentlich früher erkannt und vorwiegend in Kinder- und Jugendpsychiatrien, aber auch in psychologischen Praxen diagnostiziert. Die Chance, dass auch bei diskreter Ausprägung der Symptomatik eines Asperger-Syndroms bereits im frühen Kindesalter eine zutreffende Diagnose erfolgt, ist damit gewachsen.

Der Ausbau eines bundesweit flächendeckenden Netzes ambulanter Frühförderdienste und eine frühe therapeutische Begleitung zeigen Wirkung, obwohl längst noch nicht alle Kinder rechtzeitig identifiziert werden und von einer autismusspezifischen Therapie profitieren können. Jedoch: Die massiven Verhaltensstörungen bei autistischen Kindern als Artefakte einer unzureichenden Förderung im Kindesalter sind nach Einschätzung der Autismusambulanzen im Verlauf der letzten Jahre erkennbar zurückgegangen. Gleichfalls werden autistische Kinder heute spezifischer in verschiedenen Schultypen gefördert. Etlichen gelingt es, auch einen formellen Abschluss in der Haupt- oder Realschule, manchen auch im Gymnasium, zu erreichen (vgl. SCHOCH 1993 & LEPPERT 1999 & BAUER 2003).

Damit lässt sich konstatieren, dass sich aufgrund der verbesserten Diagnose, der frühen therapeutischen Interventionen und der Bemühungen um eine verbesserte schulische Förderung die *individuellen Voraussetzungen* für eine Teilhabe am Arbeits- und Berufsleben im Jugend- und Erwachsenenalter deutlich verbessert haben. Demgegenüber gilt es allerdings einzuräumen, dass sich die *Beschäftigungssituation* für Menschen mit Autismus bundesweit bis 2005 *nicht* wesentlich verbessern konnte (s. Abbildung 3).

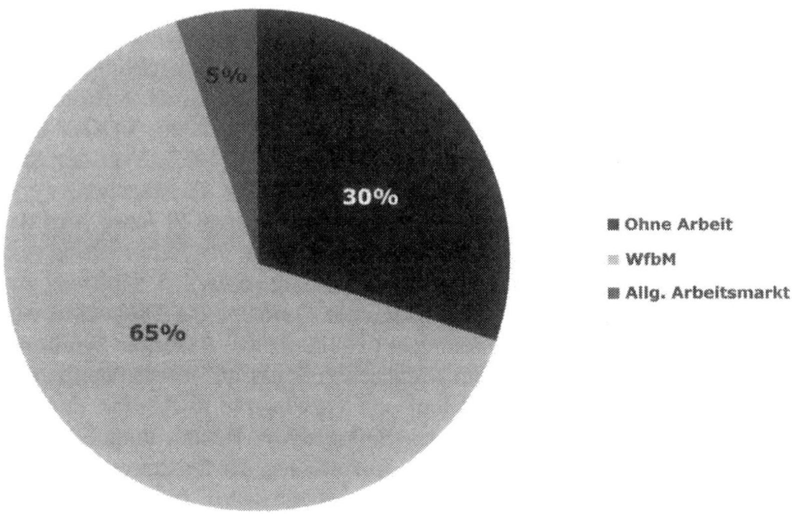

Abbildung 3: Beschäftigung von Menschen mit Autismus in Deutschland

Drei (nichtrepräsentative) Stichproben (vgl. DALFERTH 1991 & LEPPERT 1999 & BAUER 2004) legen nahe:

- Bis zu 65 % der Erwachsenen aus dem autistischen Spektrum arbeiten in Werkstätten für behinderte Menschen, sowohl im Berufsbildungs- als auch im Produktionsbereich. Die schwer- und mehrfachbehinderten Menschen mit Autismus befinden sich überwiegend in den Förderbereichen bzw. -gruppen nach § 136 Abs. 3 SGB IX unter dem Dach der WfbM. Es kann davon ausgegangen werden, dass im gesamten Werkstattbereich jeder 10., in den Förderbereichen nahezu jeder 7. dem autistischen Formenkreis zuzurechnen ist.

- 25–30 % sind vermutlich ohne Ausbildung und Beschäftigung. Darunter befinden sich sowohl die Menschen mit schweren und mehrfachen Behinderungen, die in Tagesstätten nach § 56 SGB XII außerhalb der WfbM betreut werden, als auch begabte junge Erwachsene mit unterschiedlichen schulischen Karrieren, die nach dem Besuch der Hauptschule, der Realschule oder des Gymnasiums, mit oder ohne Abschluss, keine Berufsausbildung absolvieren oder nach der Ausbildung keine adäquate Stelle finden konnten.
- Lediglich 5 % gehen vermutlich gegenwärtig einer kompetitiven Beschäftigung auf dem allgemeinen Arbeitsmarkt dauerhaft nach.

1.1 Synopse der Untersuchungen zur beruflichen Teilhabe in der BRD

Tabelle 1 – Synopse

Autoren	Probanden-zahl	Auswahl der Stichprobe	Alter	Personenkreis
BAUER (vgl. BAUER 2004, 96ff.)	n = 38	Erwachsene, die in zwei Autismustherapiezentren im Schnitt mindestens 6 Jahre gefördert wurden.	**15–38** (∅ 23,5 J.)	Diagnosen: Frühkindlicher Autismus, Asperger-Syndrom, Teilautismus
LEPPERT (vgl. LEPPERT 1999, 36ff.)	n = 99	Jgdl. und Erwachsene aus dem Bundesgebiet; 95 Fragebögen wurden von Angehörigen, 4 Bögen von Betroffenen selbst ausgefüllt	15–52 (∅ 29 J.)	
DALFERTH (vgl. DALFERTH 1991, 116ff.)	n = 179	Jgdl. und Erwachsene aus dem Bundesgebiet; die Fragebögen gelangten über 9 Ambulanzen an die Angehörigen	15–42	Diagnosen: Frühkindlicher Autismus, Kanner-Autismus, Asperger-Syndrom, autistische Züge, Teilautismus

Schulbildung

Tabelle 2 – Schulbildung

Letzte Schulform:	Untersuchung LEPPERT (n = 99)	Untersuchung BAUER (n = 25)		
	Gesamt	Gesamt	davon mit Asperger-Syndrom	davon mit Autismus
Realschule	14,8 %	4 % (1)	(1)	
Hauptschule	13,6 %	4 % (1)	(1)	
Schule für Lernbehinderte	38,6 %	16 % (4)	(2)	(2)
Schule für Geistigbehinderte		44 % (11)		(11)
Fachgymnasium	5,7 %	12 % (3)	(2)	(1)
(Noch) kein Schulabschluss	23,9 %	20 % (5)		(5)
Sonstige	3,4 %			

Wohnsituation

Tabelle 3 – Wohnsituation nach BAUER und LEPPERT

Wohnform	Untersuchung BAUER (n = 37)	Untersuchung LEPPERT (n = 99)
	Gesamt	Gesamt
Eltern	59,5 % (22)	46,5 %
Heim	35,1 % (13)	18,2 %
Wohngruppe	2,7 % (1)	21,2 %
Eigene Wohnung	2,7 % (1)	12,1 %
Nicht näher bezeichnet		2,0 %

Tabelle 4 – Wohnsituation nach BAUMGARTNER/DALFERTH/VOGEL

Wohnform	Untersuchung BAUMGARTNER/DALFERTH/VOGEL (n = 428 über 18 Jahre)			
	Kanner-Syndrom (n = 164 von 428; 38,4%)	Asperger-Syndrom (n = 107 von 428; 25 %)	Genaue Autismusdiagnose nicht (mehr) bekannt (n = 156 von 428; 36,6 %)	Gesamt (n = 428)
Eltern	51,2 %	52,3 %	54,5 %	52,5 %
Selbstständig	–	16,8 %	10,6 %	7,9 %
5-Tage-Wohnheim	–	1,9 %	–	0,5 %
Internat	–	0,9 %	–	0,2 %
Betreutes Einzelwohnen	–	4,7 %	1,3 %	1,6 %
Betreute Wohngemeinschaft	2,4 %	5,6 %	–	2,3 %
Wohnheim	46,4 %	17,8 %	34,0 %	34,6 %
Psychiatrie	–	0,9 %	–	0,2 %
Gesamt	100 % von n=164	100 % von n=107	100 % von n=156	100 % von n=428

Die Tatsache, dass zwischen 45 und 90 % der Menschen mit ASD bei den Eltern leben, lässt sich nicht ausschließlich auf das Lebensalter und die Anzahl der jugendlichen Probanden an den Populationen zurückführen, sondern ist auch dem Umstand geschuldet, dass aufgrund des Mangels an geeigneten kleinen, gemeinwesenintegrierten Wohnformen für Menschen mit Autismus echte Alternativen zum Elternhaus fehlen.

So erbrachte eine Befragung zur Wohnsituation (BAUMGARTNER & DALFERTH 2007), dass 52 % der Erwachsenen mit Kanner-Syndrom und 51 % mit Asperger-Syndrom zwischen dem 18. und 45. Lebensjahr noch bei den Eltern leben! Für Personen mit Kanner-Syndrom bietet sich nach dem Verlassen des Elternhauses nur der vollstationäre Aufenthalt in einer Heim-Wohngruppe (46 %) an, während ca. 17 % der Erwachsenen mit Asperger-Syndrom nach Angabe der Angehörigen selbstständig und ca. 18 % in einer Betreuten Wohngemeinschaft oder im Betreuten Einzelwohnen leben. Dies ist insofern überraschend, als in internationalen Studien davon ausgegangen wurde, dass nur 2–3 % der Erwachsenen mit Autismus völlig selbstständig leben können (vgl. auch KLICPERA 2004, 154).

Zunächst bleibt darauf hinzuweisen, dass sukzessive im Verlauf der nächsten Jahre die Betreuung bei den Eltern obsolet sein wird und damit weitere externe Wohn- und Betreuungsformen für Erwachsene aus dem autistischen Spektrum erforderlich werden. Für die allermeisten, nicht nur mit Asperger-Syndrom, sondern auch mit Kanner-Syndrom, würden sich individuell unterschiedlich intensiv betreute Wohnformen oder Wohngemeinschaften anbieten, wie dies in den skandinavischen Ländern schon flächendeckend entwickelt wurde. Das erfordert allerdings, dass auch in Deutschland künftig zunehmend kleine, dezentrale Einrichtungen geschaffen werden.

Arbeitssituation

Tabelle 5 – Arbeitssituation

Studien			Art der Beschäftigung				
Autor	Jahr	Alter	Schule Studium Praktika	Berufs-vorbereitung Ausbildung BBW	allgemeiner Arbeitsmarkt	WfbM	ohne Arbeit
BAUER (n = 34)	2004	15–38	20,6 % (7)	5,9 % (2)	5,9 % (2)	47,1 % (16)	20,5 % (7)
LEPPERT (n = 93)	1999	15–52	9,8 % (9)	2,1 % (2)	18,4 % (17)	43,2 % (40)	27 % (25)
DALFERTH * (n = 179)	1991	15–42	5,6 % (10)	10,1 % (18)	6,1 % (11)	49,7 % (89)	14,5 % (26)

** 25 (= 14 %) Personen wurden in „sonstigen Einrichtungen" im Rahmen von Arbeits- oder Beschäftigungstherapie gefördert.*

Die Zufallsstichproben bringen es mit sich, dass Vergleiche zwischen den Populationen nur eingeschränkt möglich sind: Zum einen steht die Anzahl der in Schule, Ausbildung oder Arbeit Befindlichen in Abhängigkeit vom Lebensalter, zum anderen von Art und Schwere der autistischen Beeinträchtigung. Zudem ist in Rechnung zu stellen, dass die Anzahl der Personen, die mittelfristig in einer WfbM Beschäftigung finden können, nach Abschluss der Schule bzw. Berufsausbildung noch deutlich ansteigen wird, solange Konzepte zur Integration in den allgemeinen Arbeitsmarkt fehlen.

Soweit die aktuellen Tätigkeiten in Erfahrung gebracht werden konnten, üben die auf dem allgemeinen Arbeitsmarkt Beschäftigten folgende Tätigkeiten aus:

- Näher
- Hilfe im Altenheim
- Hausmeister
- landwirtschaftliche Hilfskraft
- Lagerarbeiter
- Hilfsarbeiter im Blumengeschäft
- Tierpfleger
- Gartenarbeiter
- Postzusteller
- Hilfsarbeiter
- Textilarbeiter
- Schreibkraft
- Medizinallaborant
- ABM
- Gartenbauwerkerin
- Vermessungstechniker
- Verwaltungsfachangestellte
- Malerin

1.2 Berufliche Teilhabe im internationalen Vergleich

Wie man verschiedenen, gleichfalls nicht repräsentativen Untersuchungen aus anderen Staaten entnehmen kann, ist dort die Situation keinesfalls wesentlich besser.

Studie BOVEE

In den USA gehen nach BOVEE 65 % keiner beruflichen Tätigkeit nach. Von den 35 %, die sich in einem Beschäftigungsverhältnis befinden, ist der größte Teil in Sheltered Workshops tätig (s. Abbildung 4). Die übrigen wurden im Verlauf der 90er Jahre im Rahmen von Supported Employment Maßnahmen in eine kompetitive Arbeit vermittelt. Allerdings verrichten, so BOVEE, nur wenige solche Tätigkeiten, die ihren tatsächlichen Möglichkeiten und Begabungen entsprechen (vgl. BOVEE 1999).

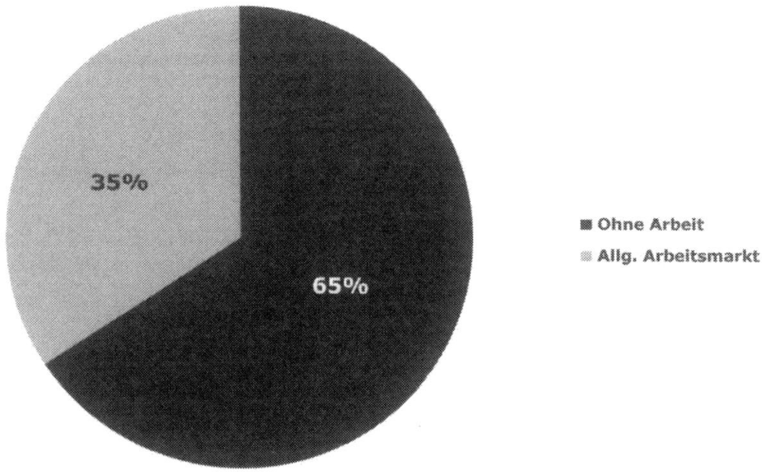

Abbildung 4: Beschäftigungssituation von Menschen mit Autismus in den USA

Studie HOWLIN

Auf der Basis von 15 Studien, die von HOWLIN (s. Tabelle 5) zusammengetragen wurden, wird erkennbar: Seit 1980 gelten im Durchschnitt lediglich 24 % der Erwachsenen dieses Personenkreises als beschäftigt. Viele davon sind in Sheltered Workshops tätig (vgl. HOWLIN 2003, 279 ff.; siehe Abbildung 5).

Tabelle 6 – Synopse HOWLIN

Study					Type of jobs	
(1stauthor)(n)	Year	Age(yr)	IQ	% in work	Highest level	Lowest level
MITTLER (26)	1966	7–27	24–111	None		
LOCKYER (38)	1970	16+	X=62	11	No information	Factorywork

KANNER (96)	1973	22–29		9	Military, bank clerk, chemist, accountant	Store hand, kitchen work
LOTTER (29)	1978	16–18	55–90	4	No information	
RUMSEY (14)	1985	18–39	55–129	29	Librarian, cab driver, data input	Janitor, sheltered workshops most
SZATMARI (16)	1989	17–34	68–110	47	Librarian, teacher, salesman	Factory, workshop
KOBAYASHI (201)	1992	18–33	23 % > 70	22	Bus conductor, mechanic, cook	Industrial work
VENTER (22)	1992	18+	X =90	27	Bartender	All but one low level
VON KNORRING (38)	1993	10–29		5	No information	
BALLABAN-GIL (45)	1996	18+	31 % > 70	11		All "menial"
TUFFREAU (49)	1995	12+	89 % > 50	None		
LARSEN (18)	1997	32–43	78 % > 50	22	Driver, office boy, gardener	Sheltered factory work
MAWHOOD (19)	2000	21–26	70–117	16	Lab technician	Voluntary, sheltered work
STEIN (28)	2001	21–36	30–94	None		
HOWLIN (68)	2002	21+	51–137	34	Scientific officer, computing, accounts, cartographer, office and electronic work	Washing up, supermarket, grave digger, charcoal burner, factory jobs

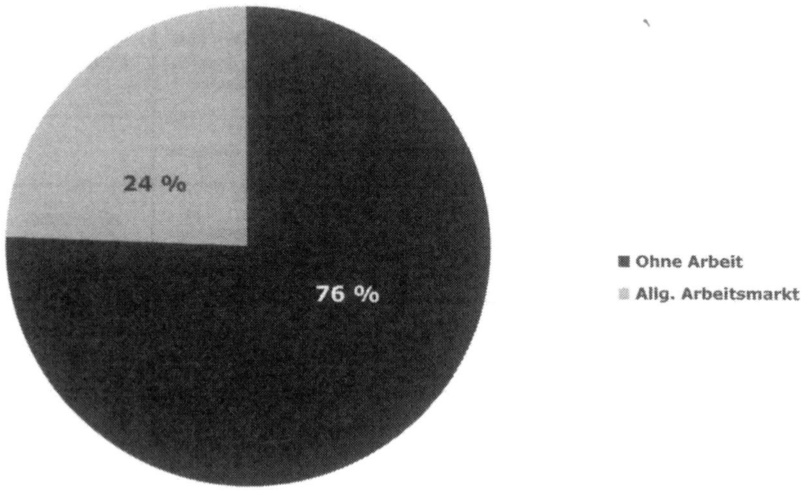

Abbildung 5: Beschäftigungssituation von Menschen mit Autismus in der westlichen Welt

HOUNSELL (2004) für GB und MARSH (2000) für die USA vermuten, dass lediglich 5–6 % der Erwachsenen mit ASD eine Vollzeitstelle auf dem allgemeinen Arbeitsmarkt einnehmen.

Als Resümee zeigt sich im internationalen Vergleich, dass Personen aus dem autistischen Spektrum in relativ geringem Ausmaß an Arbeit partizipieren. Zwei Drittel bis drei Viertel aller Erwachsenen mit Autismus sind vermutlich in keinerlei Arbeitsprozesse eingebunden. Im Kontrast zu internationalen Entwicklungen lässt sich festhalten:

- Die Bundesrepublik Deutschland verfügt über ein flächendeckendes Netz von Werkstätten für behinderte Menschen, in denen Erwachsene mit Autismus überwiegend Arbeit gefunden haben.
- In den USA oder GB (auch wenn sich die Arbeitsmarktsituation der USA mit der BRD nicht ohne Weiteres vergleichen lässt) gehen wesentlich mehr Menschen mit dieser Behinderung einer kompetitiven Tätigkeit auf dem allgemeinen Arbeitsmarkt nach. Es handelt sich dabei in der Regel um (Teilzeit)Jobs, für die Menschen mit ASD im Rahmen von Supported Employment Maßnahmen trainiert wurden.

Für einen heterogenen Personenkreis mit unterschiedlichen Fähigkeiten und Begabungen eröffnen sich jedoch prinzipiell unterschiedliche Möglichkeiten der Teilhabe am Arbeitsleben. Die stichprobenspezifischen Angaben in den vorliegenden Follow-up-Studien lassen hingegen keine sicheren Rückschlüsse auf die Art und das Ausmaß der Behinderung oder der intellektuellen Fähigkeiten zu.

In Deutschland verfügen Personen, die eher geringfügig kognitiv beeinträchtigt erscheinen, sich verbal äußern können oder bei denen ein Asperger-Syndrom bzw. High-Functioning-Autism diagnostiziert wurde, in aller Regel über einen höheren Bildungsabschluss und finden sich seltener in den WfbM. Sie scheinen jedoch in besonderem Ausmaß von Arbeitslosigkeit betroffen zu sein. Ihr Ausschluss von der Teilhabe am Arbeitsleben erfordert erhöhte Aufmerksamkeit und verweist auf einen dringlichen Bedarf an Unterstützung bei der beruflichen Eingliederung. Zieht man internationale Vergleichsmaßstäbe heran, dann wäre davon auszugehen, dass nicht nur fünf, sondern 15–20 % dieses Personenkreises in eine kompetitive Tätigkeit vermittelt werden könnten. Dies gilt insbesondere für Menschen aus dem autistischen Spektrum, die zur Verbalsprache befähigt sind mit der Diagnose

- Asperger-Syndrom
- High-Functioning-Autism
- Teilautismus, Atypischer Autismus oder
- Behinderung mit autistischen Zügen.

Beispiele aus den angloamerikanischen Staaten zeigen, dass eine kompetitive Beschäftigung auch mit Kanner-Syndrom nicht ausgeschlossen ist, wenn geeignete Rahmenbedingungen geschaffen und einschlägige Lernmethoden (TEACCH) Berücksichtigung finden.

1.3 Arbeitsbiographien junger Menschen mit autistischen Syndromen in Berufsbildungswerken zu Beginn der neunziger Jahre

Eine retrospektive Analyse der Arbeitsbiographien von jungen Menschen, die schließlich Förderlehrgänge, Berufsvorbereitende Bildungsmaßnahmen (BvB) bzw. Ausbildungsmaßnahmen in verschiedenen BBW durchlaufen haben (vgl. DALFERTH 1999), zeigt: Die meisten scheiterten zunächst bei dem Versuch, nach Beendigung der Schule auf dem allgemeinen Arbeitsmarkt Fuß zu fassen. Wenn es überhaupt gelang, nach Schulabschluss an berufsorientierenden Maßnahmen teilzunehmen oder eine Ausbildung zu beginnen, waren diese Vermittlungen selten von Dauer. Ausbildungen oder Praktika wurden nach kurzer Zeit abgebrochen. Etliche erhielten eine Kündigung, bevor sie die Probezeit überstanden hatten oder bevor sie einen beruflichen Abschluss erreichen konnten. Bei den jungen Leuten, die eine Ausbildung abschließen oder in eine Tätigkeit vermittelt werden konnten, handelte es sich überwiegend um Nischenarbeitsplätze, die engagierte Eltern ausfindig machen konnten. Eine Tätigkeit in einer WfbM wurde von diesem Personenkreis zunächst nicht in Betracht gezogen. Es ist nachvollziehbar, dass die meisten jungen Leute – und deren Angehörige – befürchteten, dass sie dort unterfordert werden.

Zusammenfassende Thesen:

- Junge Menschen mit ASP oder HFA sind – auf sich allein gestellt – trotz vergleichsweise guter schulischer Voraussetzungen auf dem allgemeinen Arbeitsmarkt nahezu chancenlos.
- Zwischen den verbesserten individuellen Ausgangsbedingungen und der unzureichenden Beschäftigung auf dem allgemeinen Arbeitsmarkt besteht eine beträchtliche Diskrepanz. Nur 5 % von denkbaren 20 % der Gesamtpopulation befinden sich vermutlich in einem regulären Arbeitsverhältnis.
- Das Tätigkeitsniveau der auf dem allgemeinen Arbeitsmarkt Beschäftigten entspricht nur selten den erworbenen schulischen Vorkenntnissen und fachpraktischen Fähigkeiten.
- Im Regelfall handelt es sich um klassische Nischenarbeitsplätze.
- Vorhandene Potenziale finden im Rahmen einer Berufstätigkeit nur selten ausreichend Berücksichtigung.
- Personen, die eine Arbeit gefunden haben, geraten in Gefahr, sie aus Gründen, die noch zu erörtern sind, rasch wieder zu verlieren. Ihre berufliche Karriere kann als äußerst instabil bezeichnet werden.
- Die damit verbundenen Enttäuschungen verstärken die Selbstzweifel der Erwachsenen mit Autismus erheblich und führen dazu, dass sie sich ihren Alterskameraden gegenüber als minderwertig fühlen.
- Die Tatsache, nicht gebraucht zu werden, bedeutet für die meisten Menschen, die von Arbeitslosigkeit betroffen sind, Frustration und Depression. Für Menschen mit Autismus verschärft sich die Situation allerdings, da sie nicht über adäquate Kompensationsmöglichkeiten in der Freizeit oder im Privatleben, respektive in Beziehungen verfügen, um das auszugleichen, was Arbeit gemeinhin für Menschen bedeutet: Nämlich soziale Anerkennung zu erhalten, sich selbst bestätigt zu finden, sich produktiv mit der Umwelt auseinander zu setzen, soziale Kontakte außerhalb der Familie zu unterhalten und die Zeit in sinnvoll erlebte Abschnitte des Tuns und der Muße zu zergliedern.

Arbeit gilt damit als das zentrale Strukturelement, auf das Menschen mit Autismus aufgrund ihrer Schwierigkeiten, überhaupt Strukturen im menschlichen Zusammenleben erkennen zu können, in besonderem Maße angewiesen sind. Ohne Arbeit besteht für sie aufgrund ihrer eingeschränkten Kommunikationsfähigkeit die Gefahr erheblicher Isolation. Sie sind von gesundheitlichen Gefährdungen und psychischen Erkrankungen bedroht und es besteht die Gefahr, dass sie in hohem Maße lebenslang in der Abhängigkeit von sozialen Diensten und Einrichtungen verbleiben. Ihrem Recht auf Teilhabe am Arbeitsleben gemäß dem SGB IX, ihrem Anspruch auf Chancengleichheit und Gleichbehandlung nach dem Behindertengleichstellungsgesetz (BGG) und ihrem Wunsch nach Selbstverwirklichung, größerer Unabhängigkeit und gesellschaftlicher Akzeptanz wird gegenwärtig längst nicht in ausreichendem Maße entsprochen. Nicht zuletzt rechtfertigen die erheblichen gesellschaftlichen Kosten, die aus der mangelnden Teilhabe am Arbeitsleben und der Notwendigkeit lebenslanger Unterstützungsleistungen erwachsen, nicht zuletzt intensive Bemühungen um eine angemessene berufliche Förderung und Unterstützung.

1.4 Ursachen der geringfügigen Beschäftigung auf dem allgemeinen Arbeitsmarkt

Die geringfügige Beschäftigung auf dem allgemeinen Arbeitsmarkt von Menschen aus dem autistischen Spektrum lässt sich auf folgende Faktoren zurückführen:

Hohe Arbeitslosenquote

Im Allgemeinen werden das geringe Wirtschaftswachstum in den vergangenen Jahren und die Folgen der Globalisierungsprozesse für die hohe Zahl der arbeitslosen Menschen für ausschlaggebend erachtet. Die Arbeitslosenquote von Menschen mit Behinderungen ist in Folge dieser Entwicklungen überproportional angestiegen. Von Arbeitslosigkeit waren im Jahresdurchschnitt 2006 197000 (vgl. ZB 01/07) Personen betroffen.

Unzureichende Anwendung und Nutzung geeigneter Kompensationsstrategien

Die wirtschaftliche Entwicklung allein kann jedoch die geringfügige Integrationsquote von Menschen mit Autismus in den allgemeinen Arbeitsmarkt nur bedingt erklären. Denn gleichfalls gilt es in Betracht zu ziehen, dass dieser Personenkreis von den verfügbaren Unterstützungsmöglichkeiten und Kompensationsstrategien, die seit der Verabschiedung des neunten Sozialgesetzbuches verfügbar sind, bisher nicht ausreichend profitieren konnte. Zum einen fehlen klare Prämissen für arbeitsbegleitende Unterstützungsmaßnahmen bei Personen mit Defiziten im Verständnis sozialer Prozesse, zum anderen mangelt es an Kompensationshilfen, um ihre verbalsprachlichen und kommunikativen Einschränkungen auszugleichen.

Mangelhafte berufliche Bildung
Auf der Basis einer retrospektiven Analyse von Ausbildungskarrieren wurde erkennbar, dass Jugendliche mit ASP häufig im dualen Ausbildungssystem oder im Verlauf regulärer Bildungsmaßnahmen scheitern. Dies ist damit im Zusammenhang zu sehen, dass sie während der Berufsausbildung und in der Berufsschule auf besondere Lernhilfen, Rahmenbedingungen und Unterstützungsformen angewiesen sind, die auf ihre zentralen Problemstellungen Rücksicht nehmen.

Behinderungsspezifische, soziale und kommunikative Hemmnisse
Jugendliche mit Asperger-Syndrom und High-Functioning-Autism zeigen eine ganze Reihe von Einschränkungen, die in unterschiedlichen Kombinationen auftreten können, sich aber als Hürden bei der beruflichen Integration bemerkbar machen. Im Rahmen des Projektes zur beruflichen Integration dieses Personenkreises konnten folgende Besonderheiten beobachtet werden:
Behinderungsspezifische Besonderheiten

- Stereotype Betätigungsformen (z.B. Körper- und Objektstereotypien, verbale Stereotypien, die unabhängig vom Grade der intellektuellen Entwicklung insbesondere bei Stress, Überforderung auftreten und als Übersprungshandlungen, als Ausgleich für Belastungen zur inneren Stabilisierung gelten können. So entwickelte ein Maurerlehrling auf einer Außenbaustelle ein Ritual, da er offenkundig damit überfordert war, sich auf veränderte Rahmenbedingungen einzustellen: Bevor er Steine in den Schubkarren laden konnte, musste er zunächst den Ziegelsteinhaufen einmal umrunden.)
- Zwanghafte Verhaltensweisen (z.B.: Ein Auszubildender im kaufmännischen Bereich kontrollierte Rechnungen bis zu zwanzigmal, um sich von der Richtigkeit seiner Berechnungen zu überzeugen.)
- Mangel an Körpergefühl (z.B. Störungen der Exekutivfunktionen, motorische Hemmnisse und unzureichende Körperkoordination)
- Mangel an Zeitgefühl (z.B. Unfähigkeit, das Tempo bei der Erledigung von Arbeitsaufgaben zu steigern, Schwierigkeiten, den zeitli-

chen Vorgaben für die Bewältigung einer Aufgabenstellung zu entsprechen)

- Unzureichendes Erkennen von Gefahren (z.B. Hantieren an gefährlichen Maschinen oder mit brennbaren Flüssigkeiten)
- Hohe Lärm-, Geruchs-, Licht- und Berührungsempfindlichkeit (z.B. Unruhe, Konzentrationsmangel oder Widerwille bei subjektiv unangenehmen Geräuschen, Gerüchen, Menschenansammlungen; leichte Irritierbarkeit bei Lichtreflexen)
- Unruhe und Panik bei unvorhersehbaren Änderungen im alltäglichen Ablauf, die eine Neuorientierung verlangen (z.B. bei Personal- oder Raumwechsel, bei der Umstellung auf einen neuen Auftrag, beim Einstellen auf neue Mitarbeiter oder Kunden)

Kommunikative und soziale Problemstellungen

- Unzureichendes Erkennen der sublimen sozialen Regeln im Betrieb (z.B. Kollegen am Morgen begrüßen, verabschieden, nonverbale soziale Signale beachten und verstehen, Betriebsrituale erkennen, Unterbrechungen der Arbeitszeit bei Geburtstagsfeiern oder Betriebsereignissen akzeptieren)
- Unangemessene Äußerung eigener Meinungen, Wünsche und Bedürfnisse (z.B. unzureichende Berücksichtigung der sozialen Hierarchie im Betriebsgefüge, unstatthafte Äußerungen gegenüber Kollegen oder Vorgesetzten)
- Um Hilfe zu bitten, wenn Hilfe benötigt wird (z.B. fehlendes Verständnis für die Erwartungshaltung der Vorgesetzten, sich selbst Hilfe zu organisieren, wenn die Arbeit unterbrochen werden muss, weil die Maschine streikt, das Material zu Ende geht etc.)
- Soziale Überforderung in der Großgruppe (z.B. leichte Irritierbarkeit, wenn sich mehrere Menschen im Raum befinden, kommunizieren, kooperieren und sich organisieren)
- Missverständnisse (z.B. neue Aufträge oder veränderte Anforderungen an die Arbeit oder deren Ausführung, ironische oder spaßhafte Bemerkungen der Kollegen als Mobbingversuch verstehen)
- Wenig Empathie für Kollegen (z.B. Abwenden oder Nachlassen der Aufmerksamkeit, wenn ein Kollege über persönliche Erfahrungen berichtet, kaum Anteilnahme an persönlichen Erzählungen)
- Schwierigkeiten, die Gefühlslage anderer Menschen aus deren Mimik und Gestik zu erschließen oder sich ausreichend in andere hineinzuversetzen (z.B. mangelnde Fähigkeit, Gefühle oder Absichten in Mimik, Gestik oder Körperhaltung spontan zu erkennen)

- Unangemessenes Kontaktverhalten (z.B. Kollegen zur Begrüßung über die Haare streicheln, auf den Bauch klopfen, taktlose oder das Privatleben betreffende Fragen stellen)
- Fehlendes Verständnis für metaphorische Äußerungen (z.B. rasche Irritierbarkeit und konkrete Bedeutungsentnahme bei bildhaften Äußerungen wie „Da haben sie dir einen Bären aufgebunden", „Das wollen wir nicht an die große Glocke hängen")
- Geringe Informationsentnahme aus verbalen Äußerungen (z.B. Missverständnisse, weil verstanden wird, was gesagt wird und nicht, was gemeint ist, Fehlinterpretationen von Begrifflichkeiten, Unsicherheit bei vagen zeitlichen und räumlichen Angaben)
- Schwierigkeiten im Umgang mit unstrukturierten Zeiten (z.B. Pausen, Mittagessen, Freizeit, Zeiten ohne konkreten Arbeitsauftrag)

Einschränkungen bei der Arbeit

- Individuell unterschiedliche leichte Ablenkbarkeit (z.B. durch Menschen, Lärm, Gerüche)
- Selektives Interesse an einer Tätigkeit (z.B. Motivation zu einer beruflichen Tätigkeit eher aufgrund von Affinität zu einzelnen Handlungsabläufen, die damit verknüpft sind und den damit verbundenen angenehmen Wahrnehmungsempfindungen: Wie sich das Material anfühlt, wie es riecht, ist bedeutsamer als das Gesamtprodukt, die Kontextfunktion der Tätigkeit)
- Fixierung auf unwichtige Details (z.B. Mangel an zentraler Kohärenz, an ganzheitlicher Sichtweise, Einzelaspekte im Zusammenhang zu sehen, Prioritäten im Arbeitsablauf zu setzen)
- Mangelnde Flexibilität bei Veränderungen im Arbeitsalltag (z.B. wenn das Personal, der Arbeitsauftrag, die Räumlichkeiten wechseln)
- Fixierung auf einen bereits eingeübten Arbeitsvorgang (z.B. unbeirrbares Festhalten an einer gewählten, aber nicht zum Ziel führenden Form der Problemlösung)
- Probleme, Transferleistungen zu erbringen (z.B. Vorgang auf neues Formular übertragen)
- Mangel an Eigeninitiative (z.B. apathisches Abwarten, bis der Vorgesetzte verbale oder taktile Impulse für die Fortsetzung der Arbeit gibt, mangelnde Bereitschaft, nach Abschluss eines Arbeitsvorgangs eine neue Arbeit zu beginnen, kontextorientierte Fortsetzung einer Tätigkeit)
- Intentionale Hemmungen (z.B. aufgrund der exekutiven Störung motorische Verzögerung oder mentale Hemmung, selbst mit der Arbeit

zu beginnen; der Arbeitsauftrag wird zwar verstanden, ohne einen Impuls von außen kann der Auszubildende jedoch nicht damit beginnen)

- Motorische Hemmungen (z.B. zeitlich verzögerte Reaktionen auf Anweisungen und bei der Umsetzung eines Handlungsentwurfes)
- Unzureichende Fähigkeit zu Multitasking (z.B. aufgrund des Monotropismus Überforderung, mehrere Informationen gleichzeitig aufzunehmen oder verschiedene Tätigkeiten simultan durchzuführen)
- Mangel an Vorstellungsvermögen und Abschlussorientierung (z.B. aufgrund des Mangels an Phantasie und zentraler Kohärenz Nichterkennen, wann das Produkt fertig, eine Arbeit erledigt ist; stattdessen Warten auf weitere Anweisungen)
- Schwierigkeiten, eigenständige Entscheidungen zu fällen (z.B. eine Auswahl zwischen verschiedenen Varianten zu treffen, eine mentale Vorstrukturierung der Rangfolge von Aktivitäten vorzunehmen)
- Schwierigkeiten, zwischen Wichtigem und Unwichtigem hinreichend zu unterscheiden
- Schwierigkeit, komplexe Funktionszusammenhänge zu überschauen

Schnittstellenproblematik
Der Übergang in andere Lebenswelten erweist sich in aller Regel bei Menschen mit Autismus als problematisch und konfliktträchtig. Dies gilt insbesondere für den Übergang von der Schule in eine Ausbildung sowie für den Übergang von einer (über-) betrieblichen Ausbildungssituation (BBW) in eine Tätigkeit auf dem allgemeinen Arbeitsmarkt. Diese Übergänge werden landläufig als erste und zweite Schwelle bezeichnet. Die mit dem Erwerb eines Berufsabschlusses verbundene Ablösung vom Elternhaus oder die Integration in eine neue Wohnform stellt eine zusätzliche Hürde beim Übergang ins Erwachsenenleben dar.

Fehlen eines träger- und ressortübergreifenden sozialen Case-Managements
Das Nebeneinander von schulischen, beruflichen, sozialen und therapeutischen Unterstützungsmaßnahmen, eine Vielzahl von Unterstützern und die unzureichende Vernetzung der bestehenden Unterstützungsmöglichkeiten, das Fehlen eines träger- und maßnahmeübergreifenden Teilhabeplanes zur beruflichen und sozialen Eingliederung, erweist sich als besonders nachteilig und führt zu Diskontinuitäten im Rehabilitationsprozess.

Unzureichende Kenntnisse der autistischen Problematik in Betrieben und bei den Unterstützern
Ausbilder und Betreuungspersonen fühlen sich, danach befragt, i.d.R. bei der Unterstützung von Menschen aus dem autistischen Spektrum überfordert. Sie räumen ein, über diese Behinderung keine hinreichenden Informationen und handlungsleitende Vorstellungen zu besitzen. Die unzureichenden Hintergrundkenntnisse und die fehlenden Kompetenzen im Umgang mit diesem Personenkreis haben dazu beigetragen, dass in den 90er Jahren betriebliche wie überbetriebliche Maßnahmen zur Berufsausbildung und Eingliederung in Arbeitsprozesse nicht zum erwünschten Erfolg führen konnten (vgl. DALFERTH 1991b).

Unzureichende Einschätzung der Fähigkeiten und Neigungen / Fehlendes Assessment und Profiling
Verfügbare Testinstrumentarien erwiesen sich als nicht hinreichend zur Erfassung der Fähigkeiten und der Leistungspotenziale, aber auch der Leistungseinschränkungen autistischer Menschen. Dies hatte zur Folge, dass Berufswegentscheidungen revidiert werden mussten, weil die autistischen Jugendlichen auf dem allgemeinen Arbeitsmarkt, in der überbetrieblichen Ausbildung oder in WfbM über- oder unterfordert wurden. Eine zielgerichtete berufliche Förderung setzt daher voraus, dass die Jugendlichen einem systematischen Assessmentverfahren unterzogen werden.

Unzureichende Kenntnisse der Lernvoraussetzungen und -bedingungen
Die spezifischen Lernpotenziale und -einschränkungen lassen sich in den herkömmlichen Schulzeugnissen nicht abbilden. Diese Tatsache hatte in vorberuflichen oder berufsbildenden Maßnahmen zur Folge, dass Menschen mit Autismus nicht ausreichend gefördert werden konnten und es den Ausbildern nur fakultativ gelang, sich auf ihren speziellen Unterstützungsbedarf einzustellen.

Unzureichende Modifikation von Arbeitsrahmenbedingungen und spezifische Arbeitsplatzgestaltung
Fehlende Kenntnisse über diesen Personenkreis haben es verhindert, dass die Arbeitsrahmenbedingungen und der Arbeitsplatz – sowohl in kompetitiven wie in geschützten Arbeitsbereichen – so gestaltet werden konnten, dass autistische Jugendliche trotz Kommunikations- und Wahrnehmungsbeeinträchtigungen, trotz motorischen Hemmnissen oder sozialen Einschränkungen, ihre Leistungsfähigkeit entfalten konnten.

1.5 Möglichkeiten der beruflichen Teilhabe von Menschen aus dem autistischen Spektrum

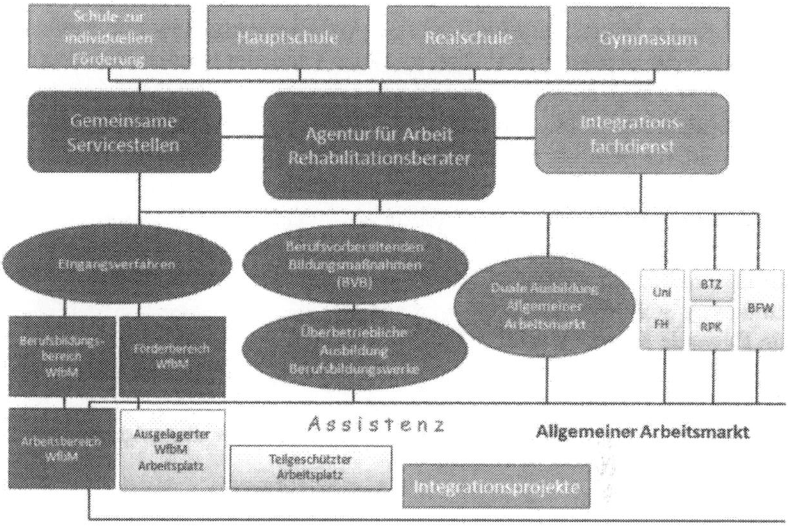

Abbildung 6: Möglichkeiten der beruflichen Teilhabe

Menschen mit Autismus besuchen aufgrund der Heterogenität in der Ausprägung der Behinderung die verschiedensten Schulen. Nach Beendigung der Schulzeit stehen ihnen im Prinzip dieselben Bildungsmöglichkeiten wie allen anderen nichtbehinderten Mitbürgern zur Verfügung. Allerdings gelingt es nur wenigen, eine duale Ausbildung auf dem allgemeinen Arbeitsmarkt abzuschließen oder an einer Universität oder Fachhochschule zu studieren. Aufgrund der beschriebenen Hürden, insbesondere Aufgrund der Diskrepanz zwischen sozialen und kognitiven Kompetenzen, bleiben die allermeisten auf nachhaltige Unterstützungsmaßnahmen angewiesen, die es Ihnen ermöglichen, am Arbeitsleben teilhaben zu können. Art und Ausmaß der bislang zu Verfügung gestellten Unterstützungsmaßnahmen konnten jedoch in der Mehrzahl der Fälle bislang zu einem erfolgreichen Ausbildungsabschluss oder einer Einmündung in eine berufliche Tätigkeit auf dem allgemeinen Arbeitsmarkt nur selten beitragen. Das Spektrum einer autistischen Behinderung ist sehr breit, die Schweregrade sind unterschiedlich. Daher kommen für diesen Personenkreis je nach kognitiven, sozialen, lebenspraktischen oder verbalsprachlichen Kompetenzen unterschiedliche Ausbildungs-, Arbeits- und Beschäftigungsformen in Frage.

Geschützte Tätigkeit

Wenn junge Menschen aufgrund des Ausprägungsgrades der Behinderung und der erforderlichen Intensität der Unterstützung in eine Ausbildung oder Tätigkeit auf dem allgemeinen Arbeitsmarkt nicht zu vermitteln sind, können die Rehabilitationsberater der Arbeitsagenturen die Werkstatt für behinderte Menschen (WfbM) empfehlen. Die WfbM gemäß §§ 136–144 SGB IX ist eine Einrichtung zur Teilhabe behinderter Menschen am Arbeitsleben, solange und insoweit sie nicht, noch nicht oder nicht mehr in der Lage sind, auf dem allgemeinen Arbeitsmarkt eine Beschäftigung zu finden. Unabhängig von Art und Schwere der Behinderung steht die WfbM allen Menschen mit Behinderung offen, wenn sie folgende Kriterien erfüllen:

- Sie müssen in der Lage sein, ein Mindestmaß an wirtschaftlich verwertbarer Arbeitsleistung zu erbringen.
- Selbst- und Fremdgefährdungen können bei einer angemessenen Betreuung ausgeschlossen werden.
- Der Aufwand für Betreuung und Pflege stellt keine nachhaltige Beeinträchtigung bei der Teilnahme an Maßnahmen des Berufsbildungsbereiches dar und gewährleistet ein Mindestmaß an wirtschaftlich verwertbarer Arbeitsleistung.

Der Fachausschuss der WfbM (vgl. § 136 SGB IX und WV § 2;3) trifft nach Durchlaufen des Eingangsverfahrens die Entscheidung, ob eine Tätigkeit in der WfbM in Frage kommt, in welchen Bereichen der Werkstatt eine Eingliederung sinnvoll wäre und welche Leistungen zur Teilhabe erforderlich werden. Ein Eingliederungsplan wird erstellt. Anschließend können die jungen Leute bis zu zwei Jahre den Berufsbildungsbereich (BBB) besuchen. Die Maßnahmen im BBB haben zum Ziel, durch gezielte Förderung der handwerklichen Fertigkeiten eine Verbesserung der Teilhabemöglichkeiten zu erreichen. Arbeitsbegleitende Angebote sollen zur Weiterentwicklung der Persönlichkeit beitragen.

Nach Beendigung des BBB erfolgt ein Wechsel in den Arbeitsbereich. Dort können die WfbM Mitarbeiter industrielle Auftragsarbeiten erledigen oder werden an Dienstleistungen oder Eigenproduktionen nach Maßgabe und Ausrichtung der WfbM beteiligt. Beschäftigte, die noch nicht in der Lage sind, ein Mindestmaß an wirtschaftlich verwertbarer Arbeitsleistung zu erbringen, ein erhöhtes Ausmaß an Betreuung und Pflege benötigen oder aufgrund ihrer auffälligen Verhaltensweisen auf eine individuelle soziale Betreuung angewiesen sind, können – wenn die

WfbM diesen Bereich tatsächlich vorhält – in den Förderbereich der WfbM aufgenommen werden (§ 136, 3, SGB IX). Sollte im Einzugsgebiet des Wohnbereiches die WfbM keinen Förderbereich oder eine Förderstätte vorhalten, besteht nur noch die Möglichkeit, im Wohnbereich oder in Tagesstätten im Rahmen von Beschäftigungstherapie arbeitsvorbereitende Maßnahmen anzubieten.

Teilgeschützte Tätigkeit
Jugendliche, die befähigt werden können, eine Ausbildung zu absolvieren, können in einer überbetrieblichen Ausbildungsstätte für Menschen mit Behinderungen, z.B. einem Berufsbildungswerk (BBW) oder einer vergleichbaren Rehabilitationseinrichtung, die dieses Angebot vorhält, Berufsvorbereitende Bildungsmaßnahmen (BvB) bis zu 18 Monate durchlaufen und anschließend eine von den Handwerkskammern genehmigte Ausbildung als Fachwerker nach § 66 BBiG absolvieren oder eine reguläre Berufsausbildung nach § 4 BBiG abschließen. Diese überbetrieblichen Einrichtungen sind spezialisiert auf Menschen mit den verschiedensten Behinderungen, verfügen über pädagogisch ausgebildetes Fachpersonal und bereiten auf eine kompetitive Tätigkeit auf dem allgemeinen Arbeitsmarkt vor.

Personen, die nach Ausbildungsabschluss in eine kompetitive Tätigkeit nicht zu vermitteln sind oder nach wie vor einen schützenden Rahmen benötigen, können in einem Integrationsbetrieb oder einer Integrationsabteilung gemäß §§ 132 ff SGB IX tätig werden. Hierbei handelt es sich um Betriebe bzw. Abteilungen auf dem allgemeinen Arbeitsmarkt, die aus den Selbsthilfefirmen hervorgegangen sind und in denen mindestens 25 %, maximal 50 % der schwerbehinderten Menschen mit nichtbehinderten Mitarbeitern zusammen arbeiten. Diese Einrichtungen bieten die Chance, einer kompetitiven Tätigkeit in einem normalisierten Arbeitsumfeld nachzugehen, ohne auf die erforderliche arbeitsbegleitende oder soziale Unterstützung verzichten zu müssen.

Teilgeschützte Arbeitsmöglichkeiten gewährleisten auch die Außenarbeitsplätze der Werkstätten. Leistungsfähige Beschäftigte der WfbM können eine Tätigkeit in regulären Betrieben unter den üblichen Arbeitsbedingungen ausüben, bleiben aber – zunächst – rechtlich Beschäftigte der WfbM und werden von den Werkstätten aus weiter betreut. Sie erhalten lediglich das in den Werkstätten übliche Arbeitsentgelt, das sich aus einem Grund- und Leistungsbetrag zusammensetzt. Diese Form der Beschäftigung gewährleistet gleichfalls ein typisches Arbeitsumfeld in einem regulären Betrieb und eine Beschäftigung unter den üblichen kompetitiven Bedingungen, sichert die Beschäftigten und ihren jeweiligen sozialen oder lebenspraktischen Unterstützungsbedarf jedoch durch eine supervidierende Begleitung durch die WfbM-Mitarbeiter ab. Der Rückweg in eine geschützte Arbeitssituation ist bei Misslingen oder Unzufriedenheit mit dieser Tätigkeit durchaus möglich, die Loslösung von der WfbM-Betreuung und der Übergang in eine Beschäftigung unter regulären arbeitsvertraglichen Bedingungen werden in absehbarer Zeit angestrebt. Schließlich besteht die Möglichkeit, einzelne teilgeschützte Arbeitsplätze auch bei regulären Betrieben zu konzipieren, wenn mit Unterstützung der Integrationsfachdienste ein Betrieb ermuntert werden kann, die Arbeitsrahmenbedingungen zu Gunsten des Beschäftigten zu modifizieren oder die in Frage kommenden Tätigkeiten auf einen Teil von zu bewältigenden Arbeitsanforderungen zu reduzieren.

Kompetitive Tätigkeit
Eine Tätigkeit unter Wettbewerbsbedingungen auf dem allgemeinen Arbeitsmarkt kommt schließlich für alle Menschen aus dem autistischen Spektrum in Frage, die entweder eine Ausbildung erfolgreich abgeschlossen haben oder ohne Ausbildung nach der Schule in eine berufliche Tätigkeit vermittelt werden können. Gleichfalls gilt dies für Personen, deren Leistungs- und Anpassungsfähigkeit in der WfbM oder in Integrationsfirmen eine Vermittlung auf den allgemeinen Arbeitsmarkt zulässt und erfolgreich auf den Weg gebracht werden kann. Erfahrungen aus Projekten in anderen europäischen Ländern haben gezeigt, dass spezialisierte Zeitarbeitsfirmen (vgl. SONNE 2007) durchaus eine Möglichkeit darstellen, im Rahmen des Arbeitnehmerverleihs autistischen Menschen eine geeignete Tätigkeit auf dem allgemeinen Arbeitsmarkt anzubieten.

Spezielle Einrichtungen der Berufsvorbereitung, der beruflichen Anpassung, der Umschulung und Ausbildung
Neben diesen Ausbildungs- und Teilhabemöglichkeiten sollen noch Einrichtungen Erwähnung finden, die sich unter anderem auch mit der beruflichen Förderung von Menschen mit Behinderungen befassen, die aufgrund einer (psychischen) Krankheit aus dem Arbeitsprozess herausgefallen sind oder nicht integriert werden konnten.

Bei den Beruflichen Trainingszentren (BTZ), in denen auch einzelne Menschen mit Autismus gefördert werden, handelt es sich um Einrichtungen, die in einem geschützten Rahmen zwar keine Berufsausbildung anbieten, jedoch berufliche Erprobungs-, Fortbildungs- und Trainingsmaßnahmen durchführen und sich zeitgleich um die Steigerung der sozialen und lebenspraktischen Kompetenzen bemühen. Somit wird die beruflich-fachliche Anleitung eng mit psychosozialer Beratung verknüpft. Das Ziel besteht darin, die Trainingsteilnehmer durch arbeitsmarktgerechte Qualifizierung und praxisnahes Training anschließend in eine Ausbildung oder in eine Tätigkeit auf dem allgemeinen Arbeitsmarkt zu vermitteln.

Auch in Rehabilitationseinrichtungen für psychisch Kranke und Behinderte Menschen (RPK) können vereinzelt Menschen mit Autismus berufsfördernde Hilfestellung erhalten. Diese gemeindenahen, überschaubaren Einrichtungen werden charakterisiert durch ein schützendes therapeutisches Milieu zur gesundheitlichen Förderung, sozialen Unterstützung und Wiedereingliederung in Beruf und Gesellschaft. Medizinische, berufsfördernde und psychosoziale Angebote werden miteinander verknüpft. Es handelt sch dabei um Institutionen, die sich insbesondere auf Menschen mit psychischen Behinderungen nach einem stationären Aufenthalt konzentrieren. Die Teilnehmer erhalten außer einer psychosozialen und medizinischen Betreuung Hilfestellung beim Erwerb sozialer Kompetenzen und bei der Auseinandersetzung mit der Erkrankung. Das Training selbstständiger Lebensführung in Verbindung mit Maßnahmen der Berufsfindung, Arbeitserprobung und beruflichen Trainingmaßnahmen soll dazu beitragen, eine eigenständige Lebens- und Berufsperspektive zu entwickeln.

Aufgenommen werden Personen, die aufgrund ihrer Symptomatik nach wie vor psychiatrischer Betreuung in einem geschützten und überschaubaren Milieu bedürfen.

Berufsbildungswerke

Die ersten Berufsbildungswerke wurden vor über 30 Jahren gegründet. Aktuell gibt es 52 Berufsbildungswerke mit etwa 15600 Plätzen zur beruflichen Erstausbildung und Berufsvorbereitenden Bildungsmaßnahmen in der BRD. Berufsbildungswerke (BBW), die sich in der Bundesarbeitsgemeinschaft der Berufsbildungswerke zusammengeschlossen haben, sind überregionale Einrichtungen zur beruflichen Erstausbildung junger Menschen mit Behinderungen. Ziel ist es, durch die Vermittlung einer qualifizierten Berufsausbildung den jungen Menschen mit Behinderungen die dauerhafte Teilhabe an Gesellschaft und Arbeitsleben zu ermöglichen. Das Ausbildungsangebot orientiert sich daher auch jeweils an den Erfordernissen des Arbeitsmarktes. Lerninhalte, Ausbildungsbedingungen, Ausstattung und begleitende medizinische, psychologische, heil- und sozialpädagogische Betreuung sind ganz auf die spezifischen Belange von Auszubildenden mit Behinderungen abgestellt. Neben der Vermittlung von fachtheoretischen und fachpraktischen Ausbildungsinhalten kommt der Entwicklung der Persönlichkeit ein hoher Stellenwert zu. Ausbildungsstätten, Berufsschule, nach pädagogischen Gesichtspunkten differenzierte Wohnmöglichkeiten, Freizeiteinrichtungen und begleitende Reha – Fachdienste sind in der Regel unter einem Dach zusammengefasst, um eine ganzheitliche Betreuung und Förderung zu gewährleisten.

Die Ausbildung in einem BBW kommt dann in Frage, wenn Art oder Schwere der Behinderung nach umfänglicher Diagnostik die besonderen Hilfen dieser Einrichtung erforderlich machen. Dazu ist eine differenzierte Untersuchung der Eignung notwendig, die durch die Fachdienste der Agentur für Arbeit durchgeführt wird. Die ersten Ansprechpartner sind die Mitarbeiter des Reha-Teams der Arbeitsagentur, welche für den Wohnort des Rehabilitanden zuständig ist. In den meisten Fällen ist die Agentur für Arbeit der Kostenträger für die Maßnahme. Über die letztendliche Aufnahme entscheidet das Berufsbildungswerk in der Regel nach einem persönlichen Vorstellungsgespräch. Im Vorfeld einer Vermittlung, aber auch während des gesamten Rehabilitationsprozesses, kommt der Zusammenarbeit mit den Eltern große Bedeutung zu.

In den BBW werden Maßnahmen der rehaspezifischen Ausbildung, Berufsvorbereitung (BvB) sowie Maßnahmen der beruflichen Eignungsabklärung und Arbeitserprobung angeboten.

Ausbildung

Die Ausbildung erfolgt auf der Grundlage des Berufsbildungsgesetzes (BBiG) bzw. der Handwerksordnung (HWO) nach dem dualen System in Ausbildungswerkstätten oder Übungsbüros und in der Berufsschule, die in der Regel ins BBW integriert ist. In vielen Berufsfeldern wird neben dem Abschluss als Geselle die Möglichkeit zum Erwerb des Fachwerkerbriefes geboten. Die Fachwerkerausbildungen unterscheiden sich zumeist hinsichtlich der theoretischen Ausbildungsinhalte, die praktischen Inhalte gleichen denen des verwandten Vollberufes. Fachwerkerausbildungen bieten so auch jungen Menschen mit umfänglichen behinderungsbedingten Einschränkungen die Möglichkeit, eine Ausbildung mit anerkanntem Berufsabschluss zu erwerben. Derzeit wird in den BBW in über 160 verschiedenen Berufen ausgebildet.

Berufsbildungswerke unterscheiden sich zum einen hinsichtlich ihres jeweiligen Ausbildungsspektrums sowie hinsichtlich der Behinderungsarten voneinander, auf die sie sich spezialisiert haben. Methoden, Inhalte, Ausstattung und technische Hilfen in den jeweiligen Lernfeldern sind auf die Erfordernisse der jungen Menschen mit ihren jeweiligen Behinderungen zugeschnitten. Kleine Ausbildungsgruppen ermöglichen eine intensive, individuelle Betreuung. Ausbilder, Berufsschullehrer und Gruppenpädagogen aus dem Internat arbeiten eng mit den begleitenden heil- und sozialpädagogischen, medizinischen und psychologischen Fachdiensten zusammen und stimmen gemeinsam mit den Rehabilitanden individuelle Ausbildungs- und Förderpläne ab. Diese enge Verzahnung sämtlicher am Rehabilitationsprozess Beteiligter ist wichtige Grundlage für den langfristigen Rehabilitationserfolg. Die praktische Ausbildung erfolgt in modern ausgestatteten Ausbildungswerkstätten, theoretische Kenntnisse werden in der, zumeist integrierten, Berufsschule vermittelt.

Wichtiger Bestandteil der praktischen Ausbildung sind die mehrwöchigen Praktika, die in Betrieben vor Ort oder aber in Heimatnähe absolviert und auf die die Jugendlichen gründlich vorbereitet werden. Hier können die Rehabilitanden erste Erfahrungen auf dem allgemeinen Arbeitsmarkt sammeln und Betriebsrealität erfahren. Die Mitarbeiter des Berufsbildungswerkes, zumeist die Ausbildungsmeister, stehen während des gesamten Praktikums in enger Verbindung mit dem Betrieb. Häufig sind diese Praktika nach der bestandenen Abschlussprüfung der Schlüssel für eine spätere Arbeitsstelle.

Berufsvorbereitende Bildungsmaßnahme (BvB)

Ist ein junger Mensch aus persönlichen, behinderungsspezifischen oder anderen Gründen noch nicht ausreichend in der Lage, zum aktuellen Zeitpunkt den Anforderungen einer Ausbildung standzuhalten, besteht die Möglichkeit, eine Berufsvorbereitende Bildungsmaßnahme vorzuschalten. BvB sind Maßnahmen zur sozialen, personalen und berufsfachlichen Förderung und bieten dem Teilnehmer die Möglichkeit, eine Ausbildungs- oder Berufsreife zu erlangen. Sie dienen der beruflichen Orientierung des Teilnehmers und haben weiterhin die Vermittlung wesentlicher beruflicher Schlüsselqualifikationen zur Aufgabe. Das Konzept der Bundesagentur für Arbeit sieht eine Förderdauer von elf bis maximal 18 Monaten vor. Die in den BBW angebotenen Reha-spezifischen BvB halten zusätzlich Angebote vor, die es dem Teilnehmer ermöglichen, mit den individuellen, behinderungsbedingten Einschränkungen angemessen umzugehen und Hilfsmittel kennenzulernen und zu nutzen.

Die Teilnehmer erhalten im Verlauf der BvB die Möglichkeit, unterschiedliche Berufsfelder zu erproben und werden mittels geeigneter Assessmentverfahren hinsichtlich ihrer berufsbezogenen Fertigkeiten und Qualifikationen getestet. Erfahrene Ausbilder aus den jeweils erprobten Berufsgruppen gelangen so zu einer Eignungsfeststellung, die im Rahmen von Qualifizierungsplangesprächen mit dem Teilnehmer besprochen werden und die Grundlage für die Planung der weiteren Förderung darstellen. BvB gliedern sich gemäß den konzeptionellen Vorgaben in folgende Phasen:

- Eignungsanalyse (Assessment – jeweils drei einwöchige Erprobungen in ausgewählten Berufsfeldern)
- Grundstufe (vertiefte Erprobung in ausgewählten Berufsfeldern) *dann Eintritt in die*
- Förderstufe (bei nach wie vor noch unklarer beruflicher Neigung und Eignung) *oder Eintritt in die*
- Übergangsqualifizierung (gezielte Förderung hinsichtlich des Antritts eines bestimmten Ausbildungsberufes oder hinsichtlich des Antritts einer Anlerntätigkeit auf dem freien Arbeitsmarkt oder einer Tätigkeit im beschützenden Rahmen einer Werkstätte für behinderte Menschen

Arbeitserprobung / Abklärung der beruflichen Eignung (AP/EA)
Die Arbeitserprobung dient dazu, herauszufinden, inwieweit ein Teilnehmer die nötigen Voraussetzungen zum Erlernen eines bestimmten Ausbildungsberufes mitbringt. Sie umfasst maximal 20 Tage. Die Abklärung der beruflichen Eignung umfasst maximal 60 Tage und bietet den Teilnehmern, die weder durch die Beratung des Reha-Fachteams noch durch die Hinzuziehung des psychologischen und ärztlichen Dienstes der Agentur für Arbeit eine geeignete Berufswahl treffen konnten, die Möglichkeit, sich in verschiedenen Berufsfeldern zu erproben. Mit Hilfe gezielt entwickelter Testinstrumentarien ergeben sich konkrete Aufschlüsse hinsichtlich Eignung und Neigung des Rehabilitanden.

Berufsschule
In den meisten Fällen ist den BBW eine Berufsschule, in vielen Fällen eine Berufsschule zur individuellen Förderung, Förderschwerpunkt Lernen, angeschlossen. In kleinen Schulklassen kann auf den einzelnen Schüler eingegangen werden, die Lehrkräfte verfügen in aller Regel über eine sonderpädagogische Ausbildung. In enger Abstimmung mit den Ausbildern in der Werkstatt kann der Unterrichtsstoff praxisnah vermittelt werden. Durch den engen Austausch mit allen am Rehabilitationsprozess beteiligten Mitarbeitern wird dahingehend auf die spezifischen Lernschwierigkeiten des Schülers in Schule, Werkstatt und Internat intensiv und umfassend eingegangen. In vielen Fällen unterstützen zudem geschulte Förderlehrer den Lernprozess der Rehabilitanden durch gezielte, motivierend gestaltete Lernförderangebote.

Fachdienste

Neben den sonderpädagogischen Hilfen, die bei schulischen Schwierigkeiten zum Einsatz kommen, bieten Berufsbildungswerke medizinische, psychologische und sozialpädagogische Fachdienste an, die bedarfsorientiert arbeiten. Die Mitarbeiter des psychologischen Dienstes unterstützen den Rehabilitationsprozess, indem sie neben dem Klienten auch dem Reha-Fachteam beratend zur Seite stehen, wirken bei der Eignungsdiagnostik mit und sind therapeutisch tätig. Sozialpädagogen stehen den Rehabilitanden in persönlichen Angelegenheiten beratend zur Seite, unterstützen beim Umgang mit Behörden, stehen in Kontakt mit Eltern und Kostenträgern und bereiten die spätere gesellschaftliche und berufliche Eingliederung vor. Der medizinische Fachdienst kümmert sich um die medizinische Grundversorgung und hält das Augenmerk auf die behinderungsspezifischen Besonderheiten in der Berufsausbildung. Er steht Mitarbeitern wie Rehabilitanden ebenfalls beratend zur Seite.

Sozialpädagogik / Wohnen

In den meisten Fällen ist mit einer Ausbildung/BvB/AP/EA im Berufsbildungswerk die Unterbringung im angeschlossenen Internat verbunden. Hier leben die Rehabilitanden in kleinen Internatsgruppen zusammen und werden unter fachkundiger Begleitung auf ein selbstständiges Leben nach dem BBW vorbereitet. Daneben bieten die BBW Außenwohngruppen und in einzelnen Fällen auch die Möglichkeit des betreuten Einzelwohnens an. Bei Teilnehmern, die aus der unmittelbaren Umgebung des BBW kommen, besteht je nach Einzelfall die Möglichkeit des Pendelns. Heilerziehungspfleger, Erzieher und Sozialpädagogen widmen sich im Lernfeld Wohnen insbesondere der Förderung von lebenspraktischen, personalen und sozialen Kompetenzen der ihnen anvertrauten Rehabilitanden.

Freizeit

Sinnvolle Freizeitgestaltung ist ebenfalls Bestandteil eines ganzheitlichen Rehabilitationsansatzes. Das Freizeitangebot der Berufsbildungswerke ist auf die Bedürfnisse der Rehabilitanden ausgerichtet und bietet eine Fülle von Möglichkeiten die Freizeit je nach Gusto zu gestalten. So finden sich sportliche, musische und kreative Angebote, die durch fachkundiges Personal angeleitet werden. Fitnessräume, Turnhalle, Kegelbahn, Diskothek, Internetcafe, um nur einige zu nennen, stehen für die Nutzung zur Verfügung.

Integration in den Arbeitsmarkt

Das gesamte Reha-Fachteam wirkt bei der Integration in den Arbeitsmarkt mit. Lange bevor die Maßnahme im BBW endet, werden die Rehabilitanden auf die Vermittlung ins Arbeitsleben vorbereitet. In den meisten Fällen bieten die BBW einen eigenen Integrationsdienst, der beispielsweise durch gezielte Bewerbungstrainings, Hilfe bei der Stellen- und Wohnungssuche, Begleitung bei Vorstellungsgesprächen und Behördengängen unterstützt. Oft werden diese Aufgaben auch durch den sozialpädagogischen Fachdienst übernommen und/oder Anteile auf andere Mitglieder des Reha-Teams übertragen. Frühzeitig wird Kontakt mit Firmen am Heimatort aufgenommen, um über ein Praktikum den Einstieg ins Erwerbsleben zu finden. Bereits in vielen Fällen hat sich ein Praktikum als Türöffner ins Arbeitsleben erwiesen. Den Angehörigen kommt beim Übergang ins Arbeitsleben oft eine wichtige Funktion zu, da sie die Infrastruktur am Heimatort meist besser kennen und oft über Kontakte zu Firmen und Betrieben verfügen.

Dem Integrationsdienst obliegt neben der Beratung des Klienten und dessen Angehörigen auch die Beratung von potenziellen Arbeitgebern hinsichtlich der Beantragung von Eingliederungshilfen, welche eine eventuell bestehende Minderleistung des Rehabilitanden über geraume Zeit ausgleichen können. Auch stellt der Integrationsdienst des BBW den Kontakt zu Integrationsfachdiensten oder anderen unterstützenden Einrichtungen und Diensten am Heimatort her. Bis zu einem Jahr stehen die mit der Integration betrauten Mitarbeiter für die Nachbetreuung zur Verfügung. Vielfach werden sie durch Ehemalige in besonderen Problemlagen, wie der Verlust der Arbeitsstelle oder der Wohnung, kontaktiert. Auch in anderen krisenbehafteten Lebenssituationen finden die bereits ausgeschiedenen Klienten in ihnen kompetente Ansprechpartner, die mit Rat und Tat zur Seite stehen.

Die nachfolgenden Ausführungen haben zum Ziel, sämtliche Hilfestellungen beim Übergang von der Schule in eine Ausbildungseinrichtung oder nach Abschluss der Ausbildung in eine berufliche Tätigkeit wiederzugeben.

1.6 Die erste Schwelle – Hilfe und unterstützende Maßnahmen bei Übergängen in neue Lebensphasen

Übergänge zwischen Lebensphasen (z.B. Übergang vom Kindergarten in die Schule, Verlassen des Elternhauses etc.) stellen im Lebensverlauf für alle Menschen ein Krisenpotenzial dar, das in allen Gesellschaften durch

Rituale, also standardisierte soziale Verhaltensabläufe (ARGYLE 1985) abgemildert wird. Insbesondere der Übergang von der Kindheit ins Erwachsenenalter, der Ablösungsprozess vom Elternhaus und der in dieser Lebensphase erfolgende Abschluss der Schullaufbahn oder der Ausbildung, Eintritt ins Berufsleben, die wirtschaftliche Unabhängigkeit und die Gründung einer Partnerschaft oder Familie stellen hohe Anforderungen an eine Neuorientierung. Selbstständigkeit, wirtschaftliche Unabhängigkeit und Übernahme von Verantwortung gelten als Kennzeichen des Erwachsenseins. In traditionellen Gesellschaften ist diese Lebensphase gekennzeichnet von 1. Trennung (Phase der Ablösung von Kindheit und Herkunftsfamilie), 2. Übergang (Phase der Umwandlung) und 3. Einführung (Integration in die neue Bezugsgruppe der Erwachsenen). Die Konfliktträchtigkeit dieser Lebensphase wird nach van GENNEP (1986) durch so genannte „rites de passage" abgemildert, die zeitliche, räumliche oder soziale Übergänge in der Pubertät begleiten. Sie haben die Funktion, das Individuum aus der ursprünglichen Zugehörigkeitsgruppe herauszulösen und den Prozess der Umwandlung und Neueingliederung zu begleiten und zu bahnen.

In modernen Gesellschaften haben sich diese Übergänge durch die Entsynchronisierung der Lebensbezüge (wirtschaftliche Unabhängigkeit und Arbeitsbeginn, Schulabschluss, Eheschließung und Bezug einer eigenen Wohnung fallen nicht mehr zusammen) über Jahre hingezogen und an Trennschärfe verloren, weil traditionelle Orientierungsmuster und Rollenvorgaben einen erheblichen Wandlungsprozess erfahren haben (vgl. DALFERTH 1994, 6ff). Die jungen Menschen, die in besonderer Weise auf Strukturen, klare Rollenmuster und Orientierung angewiesen sind, überfordern sich rasch, weil sie die Freiheitsspielräume, die sich aus der Rollenpluralität, den Freiheits- und Gestaltungsspielräumen moderner Gesellschaften und den Möglichkeiten der Eigendefinition ergeben, nicht nutzen können.

Für Menschen mit Autismus trifft dies in besonderer Weise zu. Ihre Schwierigkeiten, sich mit jeder Form von Veränderungen zurechtzufinden, erhöht die Gefahr von krisenhaften Entwicklungen nachgerade in der Pubertät. Es gibt Jugendliche mit Autismus, die bereits gegen die, für sie schwer begreiflichen, körperlichen Veränderungen ankämpfen. So wundert es nicht, dass sie in dieser Lebensphase verstärkt in Gefahr geraten, sich durch die Entwicklung von Ritualen und stereotypen Verhaltensformen Sicherheiten zu verschaffen, die allerdings in aller Regel realitätsunangepasst sind. Existentielle Verunsicherungen, fehlende Zukunftsvorstellungen, Angst vor Überforderung, alles alleine regeln zu müssen, vor allem aber das Fehlen von einfachen und klaren Rollen- und

Verhaltensmustern provozieren depressive Zustandsbilder oder führen zur Aktualisierung von Auffälligkeiten, die sie in der Kindheit gezeigt hatten. Daraus lässt sich ableiten, dass beim Einstieg in das Berufsleben und damit auch im Kontext beruflicher Fördermaßnahmen, beim Übergang zwischen Schule und Berufsausbildung, flankierende Hilfestellung geleistet werden muss, um krisenhafte Entwicklungen abzumildern.

1.6.1 Befragungsbogen für Lehrer

Wenn sich ein junger Mensch für eine überbetriebliche Förderung interessiert, führt sein Weg über die örtlichen Arbeitsagenturen und die Rehabilitationsberater zum Aufnahmeteam in das jeweilige BBW. In aller Regel liegen der aufnehmenden Institution hinsichtlich einer Bewerbung für eine überbetriebliche Ausbildung Informationen über den Interessenten bei.

Wesentliche Probleme entstehen für die Akteure der beruflichen Rehabilitation an dieser ersten Schwelle im Umgang mit bereits vorhandenen Erkenntnissen und Informationen über den Rehabilitanden. Die aufnehmende Einrichtung erhält zwar eine Vielzahl von Informationen über den potenziellen Auszubildenden. Anamnestische Daten, Beschreibung der symptomatischen Besonderheiten, Diagnosen, bisherige therapeutische Interventionen, Lebensstationen, Leistungsbeurteilungen usw. finden sich in Stellungnahmen der Arbeitsagenturen, in Schulzeugnissen und u.U. in Stellungnahmen aus Autismus-Therapie-Zentren, in Entlassberichten aus Kliniken und ärztlichen Berichten wieder. Allerdings beinhalten diese Informationen, respektive die Schulzeugnisse, nur wenige Hinweise hinsichtlich der vorhandenen sozialen Kompetenzen, Lernpotenziale und Erfahrungen mit individuell Erfolg versprechenden Förderstrategien. Dabei sind es gerade Lehrer und Pädagogen, die einen jungen Menschen mit Autismus über viele Jahre hinweg begleitet haben und umfängliches Wissen über die Person, seine Stärken, Schwächen, Vorlieben, bevorzugte Wahrnehmungskanäle etc. besitzen. Eine erneute Eruierung dieser notwendigen Informationen erfordert einen erhöhten Zeitaufwand, der bereits für eine umfassende weitere Förderung verwendet werden könnte. HOWLIN (1997) spricht von einem „waste of resources“. Daher empfiehlt es sich, von den Lehrkräften der Abschlussklassen Informationen einzuholen, die über die Aussagekraft der Zeugnisse hinausgehen.

Zu diesem Zweck wurde ein Erhebungsbogen erarbeitet, der mit dem Einverständnis der betroffenen Person bzw. dessen gesetzlichem Vertreter an den Klassenleiter versandt werden kann mit dem Ziel, dezidierte, aussagekräftige Informationen über das Lernverhalten und Möglichkeiten der bestmöglichen Förderung zu erhalten. Der Erhebungsbogen steht auf der Internetseite www.autismus-und-arbeit.de bzw. www.bbw-abensberg.de zum Download bereit.

1.6.2 Virtuelle Führung

Das Festhalten an Gewohntem, die Scheu vor Veränderung und die geringe Motivation, sich Neuem zu öffnen, stellt für Menschen mit Autismus eine wesentliche Hürde an der ersten Schwelle dar. Menschen mit Autismus benötigen in hohem Maße ein Gefühl der Sicherheit, Vertrautheit und Vorhersehbarkeit. Der Weg in eine für sie unbekannte Umgebung wird begleitet von Angst und Verunsicherung. Beginnt ein junger Mensch mit Autismus eine Ausbildung oder Fördermaßnahme in einem Berufsbildungswerk oder einer ähnlichen Einrichtung, muss er sich von seiner gewohnten Umgebung (Räume, Infrastruktur, Region) lösen, sich auf eine für ihn neue Situation einstellen und sich mit einer Vielzahl von unbekannten Personen (Ausbilder, Internatserzieher, Kollegen) auseinandersetzen. Eine Aufgabe, die auch Personen ohne Einschränkungen in der Wahrnehmungsverarbeitung und des sozialkommunikativen Verhaltens hohe Anforderungen an Flexibilität und Anpassung abfordert.

Ein Rehabilitand mit Autismus, der im Jahr 2004 seine Ausbildung zum Elektrofachwerker abschließen konnte, beschrieb die anfängliche Situation im Berufsbildungswerk Abensberg wie folgt: „Die erste Woche, die ich hier verbracht habe, verging für mich etwa so schnell wie eine Schnecke tausend Meter kriechen könnte. Ich hatte ständig Angst, denn ich kannte hier nichts und niemanden, immerzu kam ich mir fehl am Platze vor und dachte, alles was ich anfange wird falsch. (…) Ich kam hierher mit einem wirren Kopf, war voller Angst wegen dem Ungewohnten und hatte in nichts Erfahrung. (…) Aber jetzt: Ich habe viel in den Arbeitsbereichen Metall, Farbe, Büro, Lager und Elektro gelernt, Bereiche, von denen ich früher noch weniger verstand als eine Kuh vom Eierlegen“ (Kraus 2005, Seite 253 ff.).

Diese Erfahrungen gaben den Anlass, den Bewerbern mit Autismus spezifische Hilfestellungen an die Hand zu geben. Neben der Führung durch die Einrichtung im Vorfeld von Maßnahmen, dem Kennenlernen von Personen, die für sie relevant sein werden, und diversen Informationsunterlagen wird es für sinnvoll erachtet, den Personen eine virtuelle Führung zur Verfügung zustellen. Dieses Medium ermöglicht es den Bewerbern, sich in aller Ruhe und ohne Zeitdruck zentrale Örtlichkeiten anzusehen und sich mit den Funktionen der für sie wesentlichen Personen vertraut zu machen. Bei der Konzipierung einer virtuellen Führung ist darauf zu achten, dass verschiedene Wahrnehmungsebenen Berücksichtigung finden (Bilder, Videosequenzen, Texte und Audiosequenzen), die individuell genutzt werden können, ohne dass eine multimediale Überfrachtung die Wahrnehmungsfähigkeiten überstrapazieren.

1.6.3 Assessment und Profiling auf Basis des DIK-2 und IKB 1.0

Der in den letzten Jahren vollzogene Wandel der sozialen Sicherungssysteme ging auch an der beruflichen Rehabilitation nicht spurlos vorüber. Neben Veränderungen der finanziellen Rahmenbedingungen für die berufliche Rehabilitation, der Verringerung der Förderzeiten – so wurde beispielsweise die Förderdauer der Berufsvorbereitenden Bildungsmaßnahmen von max. 36 Monaten auf 11–18 Monate verkürzt – kommt der Eingliederungsdiagnostik, dem systematischen beruflichen Assessment, Profiling und Job-Matching (siehe Abbildung 7) eine immer größere Bedeutung zu. Die Einrichtungen sind gehalten, die Abbrecherquoten möglichst gering zu halten und die Chancen auf berufliche Teilhabe nicht zuletzt durch ein sorgfältiges Assessment bei der Berufswahl zu erhöhen.

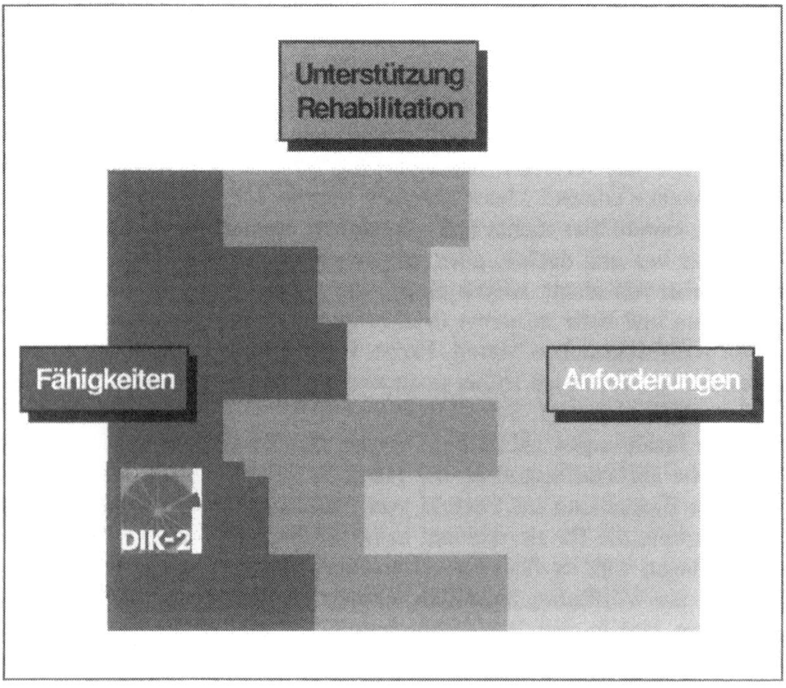

Abbildung 7: Profiling

Um berufliche Rehabilitationsverläufe möglicht effektiv und effizient zu gestalten, sind Instrumente notwendig, die eine adäquate Eingliederungsdiagnostik gewährleisten und die Erstellung von Kompetenzprofilen ermöglichen. Basierend auf diesen Erkenntnissen können Maßnahmen ergriffen werden, um Kompetenzen zu erweitern und vorhandene Defizite möglichst zu kompensieren. Eine sorgfältige Dokumentation der Rehabilitationsverläufe unter Berücksichtigung der eingeleiteten Maßnahmen ermöglicht es, Erfolge und Misserfolge messbar zu machen. Instrumente dieser Art müssen den besonderen Bedürfnissen, den Stärken und Schwächen des Personenkreises allerdings gerecht werden.

Diese Überlegung wurde zum Anlass genommen, den diagnostischen Kriterienkatalog DIK-2, der im Rahmen eines mehrjährigen Projektes des Bundesministeriums für Arbeit und Soziales von der Firma Syntegral entwickelt wurde, um autismusrelevante Aussagen zu ergänzen. Nach SCHOPF & ROCCOR (2003) ist die Philosophie des DIK-2 darin zu sehen, dass sich dieser Katalog nicht als Konkurrenz zu bestehenden diagnostischen Klassifikationssystemen, sondern als ein integratives diagnostisches Instrument, in dem die Ergebnisse unterschiedlicher Verfahren und Methoden abgebildet und dokumentiert werden können. D.h., dass in diesen Katalog die bereits bestehenden Systematiken anderer Kataloge eingehen bzw. Berücksichtigung finden, um zu einer einheitlichen Sprache für alle damit befassten Disziplinen zu gelangen.

So sind beispielsweise die ICD-10-Klassifikationen als Struktur für die medizinisch psychologischen Begutachtungsverfahren in den Bereichen Körper und Psyche vorgegeben. Beim DIK-2 handelt es sich jedoch nicht um ein Testverfahren im Sinne einer neuen diagnostischen Methode, sondern um ein System zur vereinheitlichten Dokumentation von diagnostischen Abklärungen, Untersuchungen und Feststellungen jeder Art. Ähnlich der International Statistical Classification of Diseases and Related Health Problems (ICD) oder der International Classification of Functioning, Disability, and Health (ICF) bietet DIK-2 eine standardisierte Begrifflichkeit, mit der Stärken und Schwächen beschrieben und nach einheitlichen Kriterien eingestuft werden können.

Die Zielsetzung des DIK-2 besteht darin, die Ergebnisse der vielfältigen diagnostischen Begutachtungsverfahren in einer einheitlichen Sprache darzustellen, um sie über die jeweilige Fachgrenzen hinaus verständlich zu machen. In der standardisierten Zusammenführung der Abklärungs- und Untersuchungsverfahren verschiedener Fachdisziplinen erlaubt der DIK-2 die Beschreibung von Fällen, deren Komplexität die Möglichkeiten einer einzelnen Fachbegrifflichkeit überschreitet. Zur Erhebung der diagnostischen Informationen aus verschiedenen Fachgebieten finden standardisierte Methoden wie MELBA, IMBA oder das POB-Verfahren, des weiteren Testverfahren, Messungen, Noten, Untersuchungsmethoden und andere Verfahrensweisen zur Erhebung Anwendung. Über das System DIK-2 erfolgt eine Zusammenschau der unterschiedlichen Ergebnisse (vgl. SCHOPF & ROCCOR 2003, Seite 103 ff.). Der DIK-2 vereinheitlicht damit die Fachbegriffe, Denkmodelle und Fachsprachen verschiedener Disziplinen. Der Entwicklung dieses Instruments liegt der Gedanke zu Grunde, dass eine optimale Zusammenarbeit der verschiedenen Fachdisziplinen nur über ein gemeinsames Verständnis von Sprache und Begrifflichkeiten gelingt. Zudem bietet der DIK-2 die Chance einer gemeinsamen Plattform der Kommunikation und Information für verschiedene Experten mit bereits abgestimmten Standards in den Begrifflichkeiten und der Bewertung.

Der DIK-2 findet nicht nur im Rahmen der überbetrieblichen Ausbildung Anwendung. Damit können persönliche Fähigkeits- und Leistungsprofile für alle denkbaren Zwecke erstellt werden. Einsatzmöglichkeiten bestehen in Schulen und Bildungseinrichtungen, in der medizinischen und beruflichen Rehabilitation, in der Arbeitsvermittlung, der Berufsberatung und der Fort- und Weiterbildung, in Beratungs- und Servicestellen und in vielen anderen Institutionen der sozialen Arbeit, in denen durch Abklärungs-, Diagnose- oder sonstige Untersuchungsmaßnahmen eine Begutachtung durchgeführt werden soll. In allen diesen Anwendungsbereichen wird gefordert,

- ein präzises Gutachten zu formulieren, welches die Fähigkeiten des Klienten exakt abbildet,
- das Gutachten auf die im konkreten Fall relevanten Fragestellungen einzugrenzen, da weder der „gläserne Klient“ noch eine oberflächliche Begutachtung erwünscht ist, und
- das Gutachten mit möglichst geringem Zeitaufwand zu formulieren und dennoch sicherzustellen, dass alle enthaltenden Informationen klar und verständlich an die berechtigten Empfänger weitergegeben werden können.

Demzufolge wurde der DIK-2 konsequent modular gegliedert. Dieser modulare Aufbau erlaubt es, ein sowohl hinsichtlich des Umfangs wie der diagnostischen Tiefe beliebig feines und ausführliches Profiling durchzuführen. Von der Zielgruppe und der Fragestellung hängt es schließlich ab, ob ein Profil fein oder umfänglich, einfach oder komplex ausfällt. DIK-2 stellt ein System dar, welches kontextgebundene Tests, Beobachtungen, Untersuchungen, Messungen etc. eines Fachgebietes in kontextunabhängige Kriterien und Ausprägungen (DIK-Diagnosen) zusammenfasst und diese als Gesamtbild abbildet, um über eine Bewertung zu Fördermaßnahmen zu gelangen (vgl. SCHOPF & ROCCOR 2003, ebd.).

Ein weiteres System zur Durchführung beruflicher Assessmentmaßnahmen auf der Basis des International Classification of Function (ICF) findet gleichfalls im Rahmen der überbetrieblichen Ausbildung Anwendung: Das IKB 1.0. Das IKB 1.0 orientiert sich an den ICF-Kriterien und besteht auf der Darstellung von 108 berufs- und entwicklungsrelevanten Aspekten. Erkenntnisse hinsichtlich der Kompatibilität dieses Verfahrens liegen bislang nicht vor. Gleichfalls gilt es, die Items für die berufliche Rehabilitation zu operationalisieren.

1.6.4 Assessment-Maßnahmen

Zur Abklärung von beruflicher Eignung oder zur Erprobung von Berufskompetenzen sind Assessment-Maßnahmen heute unverzichtbar. Allerdings liegt der zeitliche Rahmen zur Durchführung dieser Maßnahmen zwischen 14 Tagen bis zu maximal drei Monaten. Da Personen mit Autismus häufig eine längere Zeit des „Ankommens“ und damit mehr Zeit benötigen, um sich in einer neuen Situation zurechtzufinden, fällt der Zeitfaktor bei diesen Maßnahmen besonders ins Gewicht. Umso wichtiger ist es, dass den Personen, die das Assessment durchführen, handlungsleitende Orientierungen zur Verfügung gestellt werden, um Rehabilitanden mit Autismus adäquat unterstützen, anleiten und letztendlich bewerten zu können.

Die nachfolgenden handlungsleitenden Orientierungen für Anleiter sollen bei der Durchführung von Testverfahren mit Menschen, die von Autismus betroffen sind, eine erste Orientierung bieten:

- Beschreiben Sie Aufgaben und Arbeitsschritte möglichst genau.
- Verzichten Sie auf metaphorische Begrifflichkeiten.
- Vermeiden Sie die gleichzeitige Vermittlung von mehreren Informationen.
- Unterweisen Sie möglichst auf einer Vermittlungsebene (z.B. visuell, sprachlich).
- Erstellen Sie einen schriftlichen Tagesplan (genaue Uhrzeiten, genaue Arbeitszeiten, genaue Pausenzeiten etc.)
- Berücksichtigen Sie individuelle Pausen je nach Konzentrationsfähigkeit (z.B. nach einem Arbeitsschritt, nach einer Stunde etc.).
- Bennennen Sie einen konstanten Ansprechpartner, an den sich der Klient jederzeit wenden kann.
- Ermöglichen Sie eine genaue Einweisung in die Werkstatt (Lageplan, Markierungen, Erläuterungen).

- Konzipieren Sie einen möglichst reizarmen Arbeitsplatz (Einzelarbeitsplatz, Trennwand, ruhiger Arbeitsplatz, Ohrenschützer, Rücksichtnahme auf bestehende Überempfindlichkeiten gegenüber verschiedenen Reizen gemäß Diagnose).
- Visualisieren Sie ihre Handlungsanweisungen (z.B. Verschriftlichung der Arbeitsschritte, Piktogramme oder Bilder).
- Achten Sie auf überschaubare Aufgaben (Reduzierung des Aufgabenvolumens, Zergliederung der Arbeitsschritte).
- Vereinbaren Sie mit dem Rehabilitanden eine regelmäßige Zwischenkontrolle bei den einzelnen Aufgabenschritten.
- Räumen Sie Rückzugsmöglichkeiten ein (z.B. Ruheraum, räumliche Abtrennung).
- Formulieren Sie Ihre Handlungsanweisungen klar und konkret (z.B. Berücksichtigung von Handlungsbeginn, -schritten und -abschluss).
- Lassen Sie sich Ihre Anweisung bzw. Ihren Auftrag wiederholen.
- Halten Sie bei Bedarf Rücksprache mit einem autismuskundigen Kollegen.
- Klären Sie über besondere Gefahrenquellen auf und berücksichtigen Sie, dass das Gefahrenbewusstsein der Personen u.U. reduziert ist.
- Vermeiden Sie möglichst weit reichende Veränderungen; führen Sie Variationen sukzessive ein; geben Sie anstehende Veränderungen möglichst frühzeitig bekannt.
- Machen Sie Intention, Ziel und Zweck einer Arbeit bekannt.

2. Empfehlungen zur beruflichen Förderung von Menschen mit Autismus

2.1 Einschätzungsskala für das Asperger-Syndrom im Jugendalter auf der Basis der ATTWOOD-SKALA (vgl. ATTWOOD 2005)

Die Chance, frühzeitig auch diskrete autistische Störungen wie das Asperger-Syndrom oder HFA zu diagnostizieren, hat sich im Verlauf der letzten Jahre aufgrund der Aufnahme des Asperger-Syndroms in den ICD-10 Katalog, des höheren Bekanntheitsgrades dieser Behinderung und der verfeinerten diagnostischen Instrumentarien zunehmend verbessert. Dies hat zur Folge, dass bei Rehabilitanden mit Autismus in der Regel bereits eine Diagnose vorliegt, wenn eine überbetriebliche Rehabilitationsmaßnahme in Erwägung gezogen wird. Dennoch kommt es immer wieder vor, dass bei Personen, die die Schule aufgrund ihrer intellektuellen Fähigkeiten mit gutem Erfolg absolvieren konnten, erst aufgrund ihrer sozialen Anpassungsprobleme im Erwachsenenalter die Erstdiagnose einer autistischen Störung erhalten (vgl. VOGELEY/ LEHNHARDT 2008, 61). Gleichfalls werden Mitarbeiter in der beruflichen Rehabilitation mit Personen konfrontiert, die mit einem unklaren Störungsbild, mit der Diagnose Borderline-Syndrom, ADHS oder ähnlichem etikettiert, den Eindruck erwecken, es könne sich vielleicht um eine Autismus-Spektrum-Störung handeln.

Zur Diagnose eines Asperger-Syndroms oder eines HFA stehen gegenwärtig mehrere Instrumentarien zur Verfügung: Das AAA (Adult Asperger Assessment) findet im klinischen Kontext bei erwachsenen Menschen mit Autismus Verwendung, gleichfalls kann die ATTWOOD Skala herangezogen werden. Bei der ATTWOOD-SKALA (vgl. ATTWOOD 2005) handelt es sich um einen operationalisierten Fragebogen zur Identifizierung eines Asperger-Sydroms, der sich jedoch auf Kinder im Vorschul- und Schulalter bezieht. Daher wurde im Rahmen des Projekts unter Bezugnahme auf den breiten Erfahrungsrahmen mit diesem Personenkreis und unter Berücksichtigung der verfügbaren Quellen (u.a. KAMP-BECKER/REMSCHMID 2006 & REMSCHMID/KAMP-BECKER 2007; VOGELEY 2007) eine Aktualisierung der Items und die Ergänzung mit Beispielen vorgenommen. Fragestellungen wurden verändert, präzisiert und für das Jugendalter auf der Basis der Projekterfahrungen konkretisiert.

Wenn aufgrund von Beobachtungen in der Jugend- oder Behindertenhilfe bei einzelnen Jugendlichen autistische Züge oder Verhaltensweisen beobachtet werden, besteht die Möglichkeit, unter Zuhilfenahme der nachfolgenden Skala eine erste Einschätzung vorzunehmen. Sollte sich der Verdacht erhärten, da in jedem der angegebenen Bereiche mehrere Items mit einer Skalierung von 4 bis 6 angekreuzt werden können, so gilt es, zur endgültigen diagnostischen Abklärung den Kontakt zur Kinder- und Jugendpsychiatrie bzw. Erwachsenenpsychiatrie oder zu einer Autismusambulanz aufzunehmen, vorausgesetzt, dass sich der Rehabilitand bzw. die Angehörigen damit einverstanden erklären.

Einschätzungsskala für das Asperger-Syndrom im Jugendalter
© BAUMGARTNER, DALFERTH, VOGEL, auf der Basis der ATTWOOD Skala

Inwiefern treffen folgende Aussagen zu? (0 = nie; 6 = sehr oft)

Soziale und emotionale Kompetenzen	
1. Fehlt es dem Jugendlichen an Interesse für jugendtypische Freizeitaktivitäten? *Beispiel: Disco, Tanzen, Sport, Wettspiele etc. in der Gruppe erscheinen für ihn nicht attraktiv.*	0 1 2 3 4 5 6
2. Hat der Jugendliche Schwierigkeiten, Freunde zu finden, obwohl er gerne welche haben möchte? *Beispiel: Er versucht immer wieder, Kontakt zu anderen Jugendlichen aufzunehmen, erlebt jedoch, dass sich die anderen nicht auf ihn einlassen.*	0 1 2 3 4 5 6
3. Fehlt es dem Jugendlichen generell an Interesse, mit anderen Jugendlichen die Freizeit zu verbringen? *Beispiel: Er weicht Menschenansammlungen oder Peergruppen aus, zieht es vor, sich im eigenen Zimmer oder in einem abgelegenen Raum aufzuhalten.*	0 1 2 3 4 5 6
4. Ist sich der Jugendliche sozialer Konventionen oder Verhaltensmaßregeln nicht bewusst und neigt er dadurch zu unangemessenen Handlungen und Bemerkungen? *Beispiel: Er äußert wahrheitsgemäß, was ihm am anderen auffällt, ohne sich bewusst zu sein, dass seine Bemerkung diesen möglicherweise verletzen könnte: „Du hast krumme Zähne", „Du kommst zu spät".*	0 1 2 3 4 5 6

5. Fehlt es dem Jugendlichen an Empathie, d.h. dem intuitiven oder unmittelbaren Verständnis für die Gefühle anderer Personen? *Beispiel: Er versteht nicht, dass eine Entschuldigung einer anderen Person helfen könnte, sich besser zu fühlen. Er zeigt sich desinteressiert, wenn ein anderer von seinem inneren Erleben erzählt. Er lässt sich von den Reaktionen der Mitmenschen, die er auf sich bezieht, rasch verunsichern: „Habe ich etwas Falsches gesagt?“*	0 1 2 3 4 5 6
6. Muss der Jugendliche besonders ausgiebig beruhigt werden, insbesondere, wenn Dinge sich verändern oder ein Vorhaben misslingt? *Beispiel: Personalwechsel, Raumverlegung, ein beabsichtigtes Vorhaben missglückt*	0 1 2 3 4 5 6
7. Fehlt es dem Jugendlichen an geeignetem Ausdruck von Gefühlen in Mimik und Gestik? *Beispiel: Der Jugendliche zeigt eine für die Situation unangemessene Zurückhaltung beim mimischen Ausdruck von Freude, Wut, Furcht, Interesse, Trauer etc. Oder: Er reagiert übertrieben. Oder: Der Gefühlsausdruck passt nicht zur Situation.*	0 1 2 3 4 5 6
8. Fehlt es dem Jugendlichen an Angemessenheit in seinem Gefühlsausdruck? *Beispiel: Er versteht nicht, welches Ausmaß an Gefühlsäußerungen in verschiedenen Situationen und bei verschiedenen Personen (Kollegen, Familienmitglieder, Vorgesetzte) angemessen erscheint. Er gestikuliert übertrieben.*	0 1 2 3 4 5 6
9. Versteht er nicht, wenn andere sich über ihn lustig machen, oder beschwert er sich, dass andere ihn verspotten, obwohl dies gar nicht der Fall ist? *Beispiel: Er bezieht es auf sich, wenn andere lachen. Er fühlt sich gemobbt, wenn andere harmlose Späße machen. Er lässt sich zu sozial tabuisierten Äußerungen überreden oder auffordern, sozial tabuisierte Handlungen vorzunehmen.*	0 1 2 3 4 5 6

10. Ist der Jugendliche nicht daran interessiert, an Wettkämpfen, Spielen oder anderen Aktivitäten mit Wettbewerbscharakter teilzunehmen? *Beispiel: kein Interesse am Fußballspielen, an Wettspielen usw.*	0 1 2 3 4 5 6
11. Ist der Jugendliche gleichgültig gegenüber Anpassungsdruck? *Beispiel: Er folgt nicht der neuesten Mode bei Musik oder Kleidung. Rauchen, Alkohol trinken, Schwärmen für Filmstars oder Musikstile stößt auf Unverständnis.*	0 1 2 3 4 5 6
12. Interpretiert der Jugendliche bildhafte Bemerkungen wörtlich? *Beispiel: Er wird durch Redewendungen verwirrt wie „auf dem Holzweg sein", „ein Auge auf jemanden werfen", „jemandem in den April schicken", „einen Bären aufbinden", „die Kirche im Dorf lassen".*	0 1 2 3 4 5 6
Kommunikative Kompetenzen	
1. Hat der Jugendliche eine ungewöhnliche Sprachmelodie? *Beispiel: Der Jugendliche spricht ungewöhnlich akzentuiert, in einem gleichbleibenden Tonfall, mit ungewöhnlichen Pausen, Betonungen, mit hoher Stimme etc.*	0 1 2 3 4 5 6
2. Erscheint der Jugendliche desinteressiert an den Kommentaren und Bemerkungen des Gesprächspartners? *Beispiel: Er fragt nicht nach und nimmt nicht Stellung zu Gedanken oder Überlegungen des Gesprächspartners. Es kommt auch vor, dass er sich während eines Gespräches umdreht und sich entfernt. Er nützt die erste Pause, um über sein Lieblingsthema zu referieren.*	0 1 2 3 4 5 6
3. Fragt der Jugendliche nicht nach, wenn er nicht mehr weiter weiß? *Beispiel: Stößt er im Rahmen einer Aufgabenstellung in Betrieb und Schule auf ein Problem, bittet er nicht um Hilfe. Er verharrt untätig und wartet darauf, bis man auf sein Problem aufmerksam wird.*	0 1 2 3 4 5 6

4. Tendiert der Jugendliche in Gesprächen zu weniger Blickkontakt, als man es erwarten würde, und nimmt er einen ungewöhnlichen Abstand ein? *Beispiel: Er stellt sich besonders dicht vor andere Personen und hält die kulturübliche körperliche Distanz nicht ein. Er schaut überwiegend an einem vorbei.*	0 1 2 3 4 5 6
5. Ist die Sprache des Jugendlichen übergenau und pedantisch? *Beispiel: Er spricht förmlich, manieriert, geziert oder wie ein wandelndes Wörterbuch. Die Äußerungen enthalten selten emotionale Anteile. Er wirkt auf andere besserwisserisch und pedantisch, weil er sie im Gesprächsverlauf korrigiert.*	0 1 2 3 4 5 6
6. Redet der Jugendliche ausführlich über sein Lieblingsthema und lässt sich kaum unterbrechen? *Beispiel: Der Jugendliche ist am Streckennetz der Bahn besonders interessiert und es fällt ihm schwer, zu anderen Gesprächsinhalten zu wechseln.*	0 1 2 3 4 5 6
7. Hat der Jugendliche Schwierigkeiten, den Sinn von verbalen und nonverbalen Äußerungen zu verstehen und darauf angemessen zu reagieren? *Beispiel: Er hört zwar, was die anderen zu ihm sagen, versteht aber nicht, was sie damit meinen. Ironie, Witze werden nicht spontan verstanden. Gesten werden nicht aufmerksam wahrgenommen, der Kommunikationsinhalt fehlinterpretiert.*	0 1 2 3 4 5 6
8. Unterbricht der Jugendliche häufig Gespräche ohne Rücksicht auf Situation und Person? *Beispiel: Der Jugendliche ist so eingenommen von seinem Lieblingsthema, dass er nicht abwarten kann, bis der gewünschte Gesprächspartner Zeit für ihn hat. Er geht davon aus, dass sich der Gesprächspartner für seine Themen genauso interessiert.*	0 1 2 3 4 5 6

Kognitive Kompetenzen	
1. Nutzt der Jugendliche Medien (Bücher und Zeitschriften, Fernsehen, Internet) vorrangig zur Information und weniger zu Unterhaltung? *Beispiel: Er ist ein gieriger Leser von Lexika und wissenschaftlichen Büchern, verfolgt dokumentarische Sendungen, die Detailwissen präsentieren, ist aber nur wenig an sozialen Geschichten (z.B. an Romanen, Filmkomödien) interessiert.*	0 1 2 3 4 5 6
2. Hat der Jugendliche ein ungewöhnliches Langzeitgedächtnis für Ereignisse und Fakten? *Beispiel: Er merkt sich das Nummernschild von einem früheren Auto des Nachbarn oder er erinnert sich detailliert an belanglose Urlaubsdetails, die bereits mehrere Jahre zurückliegen.*	0 1 2 3 4 5 6
3. Zeigt der Jugendliche kein Interesse an Rollenspielen? *Beispiel: Es fällt ihm schwer, sich in die Rolle eines anderen hineinzuversetzen. Ein Perspektivwechsel z.B. beim Training von Vorstellungsgesprächen, beim Einkaufen, im Restaurant fällt ihm schwer.*	0 1 2 3 4 5 6
4. Macht sich der Jugendliche keine Gedanken darüber, welche Absichten hinter den Handlungen anderer stehen? *Beispiel: Er versteht nicht, wenn jemand auf die Uhr schaut und damit deutlich signalisiert, dass er das Gespräch unterbrechen möchte, weil er einen Termin hat.*	0 1 2 3 4 5 6
Spezifische Interessen	
1. Ist der Jugendliche fasziniert von einem bestimmten Thema und sammelt begierig Informationen und Statistiken dazu? *Beispiel: Der Jugendliche wird zu einem wandelnden Lexikon an Wissen über Autos, Landkarten, Fahrpläne, Steine, Brettspiele etc.*	0 1 2 3 4 5 6

2. Ist der Jugendliche übermäßig beunruhigt durch Veränderungen der Alltagsroutine? *Beispiel: Wechsel des Arbeitsplatzes, Aufenthalt im Restaurant, Nutzung eines anderen Verkehrsmittels, Fahrplanänderungen*	0 1 2 3 4 5 6
3. Entwickelt der Jugendliche Alltagsrituale und zeigt insbesondere in Stresssituationen Stereotypien, die zwangsläufig vollzogen werden müssen? *Beispiel: Stereotype Kopf- und Handbewegungen sowie Geräusche; Bevorzugung eines bestimmten Weges; gleichförmige Freizeitbeschäftigung; Floskeln, die ständig wiederholt werden*	0 1 2 3 4 5 6
4. Hat der Jugendliche eine schlechte motorische Koordination? *Beispiel: Er ist ungeschickt beim Ballfangen, er bewegt sich linkisch mit vornübergeneigtem Kopf.*	0 1 2 3 4 5 6
5. Hat der Jugendliche einen merkwürdigen Gang, wenn er läuft? *Beispiel: plump, schwankend, schlurfend, „flügelschlagend“*	0 1 2 3 4 5 6

Andere Merkmale

Kreuzen Sie bitte in diesem Teil an, ob der Jugendliche folgende Besonderheiten zeigt:

1. Ungewöhnliche Angst oder Unbehagen im Zusammenhang mit
   gewöhnlichen Geräuschen (z.B. von elektrischen Geräten, Geschirrklappern) ☐
   leichter Berührung von Haut oder Kopf ☐
   dem Tragen bestimmter Kleidungsstücke ☐
   unerwarteten Geräuschen ☐
   bestimmten Gegenständen ☐
   lauten, überfüllten Orten, z.B. Kaufhäusern ☐
2. Eine Tendenz, bei Erregung, Unsicherheit oder Angst zu „flattern“ oder zu schaukeln ☐
3. Geringe Schmerzempfindlichkeit ☐
4. Im Verhältnis zu anderen Jugendlichen breiter Wortschatz und differenzierte Ausdrucksweise ☐

5. Ungewöhnliche Gesichtsgrimassen oder Gesichtstics in unverständlichem Zusammenhang ☐
6. Initiativlosigkeit (wartet immer auf Anweisungen) ☐
7. Hat keine Zukunftsvorstellungen; beschäftigt sich nicht mit der Gegenwart ☐
8. Zwanghafte Verhaltensweisen ☐

Wenn die Mehrheit der Fragen mit „Ja" beantwortet wird und die Einschätzung in der Skalierung zwischen 4 und 6 liegt, dann handelt es sich möglicherweise um ein Asperger-Syndrom.

2.2 Empfehlungen zur Förderung von Menschen mit Autismus am Arbeitsplatz

2.2.1 Allgemeine Situation

Die bisherigen Erfahrungen zeigen, dass Rehabilitanden mit autistischen Syndromen bei der beruflichen Förderung, Ausbildung und bei der Ausübung von Tätigkeiten auf spezifische Hilfestellungen angewiesen sind. Diese unterscheiden sich z.T. grundsätzlich von den Unterstützungsstrategien, die bei jungen Menschen mit Lernbehinderungen oder psychischen Behinderungen Erfolg versprechen und zeigen eine gewisse Affinität zu der Pädagogik bei Menschen mit Hörschädigungen oder mit ADHS. Die Heterogenität des Personenkreises und die unterschiedliche Ausprägung der Symptomatik machen es erforderlich, den individuellen Hilfebedarf im Rahmen eines differenzierten und komplexen Assessmentverfahrens auszuloten. Wenn es gelingt, auf die individuellen Bedürfnisse hin adäquate Unterstützungsmöglichkeiten zu konzipieren, lassen sich die Chancen auf eine erfolgreiche berufliche Rehabilitation erheblich steigern. Aufgrund der Vielgestaltigkeit der autistischen Behinderungen sind die nachfolgenden generalistischen Aussagen und Hinweise von Fall zu Fall zu relativieren.

Rehabilitanden mit Autismus haben im Arbeitsbereich ein besonderes Bedürfnis nach einer klaren zeitlichen und räumlichen Struktur, in die sich ihre Tätigkeiten einbetten lassen. Sie sind auf möglichst gleich bleibendes Personal und konstante Rahmenbedingungen angewiesen, bis Arbeitsabläufe so weit eingeübt sind, dass Variationen vorgenommen werden können. Aufgrund ihrer Empfindlichkeiten in der Wahrnehmung und ihrer Dysfunktion in der Informationsverarbeitung sollte auf eine möglichst reizarme Umgebung geachtet werden. Probleme im Verständnis kommunikativer Prozesse machen es erforderlich, auf die sorgfältige und verständliche Vermittlung der Aufgabenstellungen besonderes Augenmerk zu legen.

Darüber hinaus müssen weitere behinderungsbedingte Einschränkungen Berücksichtigung erfahren: Ihre Schwäche zur zentralen Kohärenz (vgl. HERMELIN 2002, 60) hindert sie daran, einen Überblick über die erforderlichen Arbeitsschritte zu gewinnen und selbstständig Prioritäten setzen zu können. Die Orientierungs- und Hilflosigkeit in der Planung einzelner Arbeitsschritte mündet daher häufig in eine Fixierung auf Teilaspekte der Arbeit, die schließlich die Zielsetzung der Tätigkeit überlagern. Auch eine Zunahme an Stereotypien lässt sich beobachten. Das Festhalten am Gewohnten, die Resistenz gegenüber Veränderungen bringt es mit sich, dass neue Arbeitsaufgaben rasch ein Gefühl der Überforderung provozieren können. Auszubildende mit Autismus verfügen nur über eine geringe Stressresistenz, wenn sie bei hohem Arbeitsanfall unter Zeitdruck gesetzt werden. Die Notwendigkeit, sich die einzelnen Arbeitsschritte kognitiv veranschaulichen zu müssen, erhöht die individuelle Anstrengung und führt rascher zu Ermüdungserscheinungen. Zu enge Zeitvorgaben für die zu bewältigenden Aufgaben, die Erwartung, dass sich die jungen Menschen bereitwillig auf Neues einstellen, bedeuten für viele eine Überforderung. Es ist jedoch nicht ausgeschlossen, dass sich Auszubildende mit ASD auch durch Arbeitsaufgaben unterfordert fühlen, wenn diese aus ihrer Sicht das Niveau ihrer Selbstansprüche unterschreiten. Misserfolge und Demotivation sind die Folge. Schließlich hindern sie kommunikative Einschränkungen daran, eigene Bedürfnisse rechtzeitig und adäquat mitzuteilen und mit den Ausbildern bzw. den übrigen Auszubildenden von sich aus in Kontakt zu treten. Daraus resultiert eine Tendenz zur sozialen Isolation in der Arbeitsgruppe oder Werkstatt.

Zur Reduzierung dieser Problemstellungen im Arbeitsbereich und zur Verbesserung der Chancen auf eine berufliche Teilhabe gilt es, verschiedene, angemessene Unterstützungsmöglichkeiten zu konzipieren. Die Entwicklung eines abgestimmten Systems von Hilfeleistungen bereits an der „ersten Schwelle", dem Übergang von der Schule in die Ausbildungsstelle, ist unerlässlich, um dem erforderlichen Hilfebedarf Rechnung zu tragen. Des Weiteren kommt eine Binnenvernetzung aller Personen, die in der Ausbildungs- bzw. Rehabilitationseinrichtung am Unterstützungsprozess beteiligt sind, dem Ausbildungsvorhaben entgegen, da additive oder analoge Maßnahmen der verschiedenen Fachkräfte durch komplementäre auf der Basis eines abgestimmten Teilhabeplans ersetzt werden können. Menschen mit Autismus benötigen eine individuelle und spezifische Unterstützung am Arbeitsplatz, die von den Ausbildern und Pädagogen erkannt und zielgerichtet gewährt werden sollte. Zudem ist die Schaffung von spezifischen Rahmenbedingungen bei der betrieblichen oder überbetrieblichen Ausbildung unverzichtbar. Dazu gehört auch, Indikatoren zu berücksichtigen, die sich für die Auswahl bestimmter Tätigkeitsfelder bei diesem Personenkreis als besonders geeignet erwiesen haben.

2.2.2 Maßnahmenkatalog Arbeit – Hilfreiche Maßnahmen an der ersten Schwelle (Übergang Schule-Arbeitswelt)

Es ist auf einen möglichst nahtlosen Übergang von der abgebenden in die nachfolgende Einrichtung zu achten. Zeiten der Arbeitslosigkeit münden bei Menschen mit ASD in eine zunehmende Desorientierung und Perspektivlosigkeit. Das Gefühl der Wert- und Hilflosigkeit verstärkt Abhängigkeitsgefühle und fördert Misserfolgs- und Versagenserlebnisse. Zwar korrelieren depressive Stimmungsbilder häufig mit Arbeitslosigkeit, allerdings verschärft sich die Situation bei Menschen mit Autismus, da ihre eingeschränkte Vorstellungswelt alternative Zukunftsvisionen nicht zulässt und sie lediglich in ihrer Herkunftsfamilie, jedoch nicht in eigenen partnerschaftlichen Beziehungen aufgefangen werden können.

Der Übergang von der Schule in eine berufsbildende Einrichtung sollte vor Schulabschluss sorgfältig vorbereitet werden. Dazu gehört, die Angehörigen – und die jungen Menschen unter Berücksichtigung ihrer kommunikativen und imaginativen Einschränkungen – Monate vor dem Abschluss intensiv zu beraten. Im Verlauf des Forschungsprojekts hat sich gezeigt, dass nur wenige Rehabilitanden eine hinreichende Vorbereitung auf den Wechsel in eine Ausbildungseinrichtung und eine für sie einschlägige Berufsberatung erhielten. In der Regel hängt die Chance auf eine adäquate Ausbildungsförderung nach wie vor vom Engagement der Angehörigen ab. Es gilt somit, die Rehabilitationsberater der Arbeitsagenturen über die autistischen Besonderheiten und über angemessene Unterstützungsstrategien ausreichend ins Bild zu setzen.

Das jüngst entstandene System der autismusspezifischen Ausbildungszentren in ausgewiesenen Berufsbildungswerken sollte bundesweit bei Lehrern, Angehörigen und Arbeitsagenturen, bei Integrationsfachdiensten, Gemeinsamen Servicestellen und Integrationsämtern bekannt gemacht werden. Dazu ist es erforderlich, dass regionale Netzwerke unter Einbezug von Autismusambulanzen bzw. Autismus-Therapie- oder -Beratungs-Zentren entstehen, die in der Lage sind, zeitnah über geeignete Unterstützungsmaßnahmen bei der Entwicklung einer beruflichen Perspektive zu informieren. Informationsbroschüren über die Leistungsangebote der autismuskompetenten BBW sind bundesweit aufzulegen. Die Basis für die bestmögliche berufliche Förderung bildet ein Netzwerk der Autismusbeauftragten in den BBW, die sich gegenseitig informieren und Rehabilitanden mit spezifischen Berufswünschen oder -vorstellungen auch bundesweit in andere berufsbildende Einrichtungen vermitteln können, in denen die gewünschte Ausbildungsrichtung angeboten wird.

An den Aufnahmegesprächen sollten der Rehabilitand und ausgewählte Kontaktpersonen aus dem BBW (z.B. Ansprechpartner für Rehabilitanden mit Autismus, Lehrer, Therapeuten) sowie Eltern oder Bezugspersonen beteiligt werden. Es wäre wünschenswert, wenn der Rehabilitand bereits vor diesem Gespräch die Möglichkeit erhielte, sich im Rahmen einer virtuellen Führung durch die Einrichtung mit den wichtigsten Bezugspersonen und den Räumlichkeiten dieser großen Einrichtungen (für 250 Jugendliche) vertraut zu machen. Eine Vielzahl von Betreuungspersonen in Werkstatt, Schule und Internat sorgt für Verwirrung und Desorientierung. Es sollte daher ein fester und verantwortlicher interner Ansprechpartner (als „Lotse" oder „Koordinator") für diese jungen Menschen zur Verfügung stehen. Eine wesentliche Voraussetzung wäre, dass er autismuskundig ist und das interne Rehabilitations-Szenario kennt. Wünschenswert wäre zudem ein externer Fallmanager, der als träger- und maßnahmenübergreifender Ansprechpartner für den gesamten Rehabilitationsverlauf *(von Schule in die Rehabilitationseinrichtung bis zur beruflichen Platzierung)* zuständig bleibt. Diese Case-Management-Funktion für die berufliche Rehabilitation könnte entweder bei den Gemeinsamen Servicestellen oder bei den Autismuskompetenzzentren angesiedelt sein. Vergleichbare Strukturen haben sich in der Bundesrepublik bereits in der ambulanten Seniorenhilfe entwickelt.

Die bereits im Verlauf der schulischen Entwicklung gewonnenen Erkenntnisse über relevante Lernstrategien, Interessenschwerpunkte und persönliche Hürden der Rehabilitanden sollten in den berufsbildenden Einrichtungen kommuniziert werden. Eine erhebliche Erleichterung bestünde darin, auf ein einheitliches Instrument zur Erfassung und Dokumentation sämtlicher ausbildungsrelevanter Dimensionen und Aspekte zurückgreifen zu können. Als geeignet erweist sich in diesem Zusammenhang der DIK2 – ein traditionelle Diagnoseinstrumentarien vereinigendes Instrument zum beruflichen Assessment (vgl. SCHOPF, ROCCOR 2003, siehe auch 1.6.3). Dieselbe Funktion, orientiert am ICF Modell, bildet das IKB 1.0 (vgl. SPERLING 2007), das auf 108 berufs- und entwicklungsrelevante Aspekte zurückgreift. Es wäre wünschenswert, dass die verschiedensten, am Rehabilitationsprozess beteiligten Institutionen und Dienste sich einheitlicher Begrifflichkeiten bedienen.

An den Schulen, in denen sich Absolventen mit Autismus befinden, sollten Informationsabende anberaumt werden, an denen über die beruflichen Möglichkeiten und Perspektiven berichtet wird. Hierzu könnten Experten (z.B. Rehabilitationsberater der Arbeitsagenturen, Mitarbeiter von Rehabilitationseinrichtungen, Vertreter von Elternverbänden, Beratungslehrer für Autismus etc.) konkrete Informationen über die Möglichkeiten der beruflichen Förderung vermitteln. Es wäre hilfreich, wenn in diesem Zusammenhang Kooperationen von Agenturen für Arbeit, Lehrern und Mitarbeitern aus Rehabilitationseinrichtungen, insbesondere BBW und WfbM, entstünden. Im Zentrum könnte die Informationsvermittlung stehen über:

- Kostenträger beruflicher Rehabilitationsmaßnahmen (z.B. Agentur für Arbeit)
- Einrichtungen und Dienste der beruflichen Rehabilitation (z.B. BTZ, WfbM, BFW)
- Zuständigkeit und Aufgabenstellung der Integrationsämter
- Aufnahmekriterien der einschlägigen Einrichtungen
- Unterstützende soziale Dienste bei der Vermittlung auf den ersten Arbeitsmarkt (IFD)
- Integrationsbetriebe oder -abteilungen
- Ausbildungsbegleitende Hilfen (abH)
- Leistungsangebote der Offene Behinderten Arbeit (OBA)
- Das Angebot der Gemeinsamen Service-Stellen (GS)
- Möglichkeiten der Inanspruchnahme eines Personengebundenen bzw. Persönlichen Budgets

2.2.3 Unterstützungsmöglichkeiten am Arbeitsplatz – Arbeitsunterweisung bei Rehabilitanden aus dem autistischen Formenkreis

Einschränkungen in der Wahrnehmung, der Kommunikation und der Motorik machen es notwendig, besonderes Augenmerk auf die Vermittlung, die Arbeitsanweisungen bzw. Arbeitsunterweisungen zu richten. Da die Ausbilder selten über autismusspezifische Kenntnisse verfügen, sind sie auf Hintergrundwissen angewiesen, das im Verlauf einschlägigen Fort- oder Weiterbildungsmaßnahmen zu vermitteln wäre. Inhalt dieser Fortbildungsmaßnahmen sollte die Sensibilisierung für die besonderen Unterstützungsbelange der autistischen Auszubildenden sein. Die bisherigen Erfahrungen zeigen, dass eine unreflektierte Übertragung traditioneller Vermittlungsmethoden auf diesen Personenkreis zu Irritationen, Missverständnissen und Motivationsverlust bei den Auszubildenden führen und den Lernerfolg bzw. die Ausbildungseffekte erheblich schmälern.

Abzuraten ist von folgenden, wenig Erfolg versprechenden Vorgehensweisen bei der Unterweisung von Rehabilitanden aus dem autistischen Formenkreis:

Lernen durch „Versuch und Irrtum"
Auszubildende aus dem autistischen Formenkreis neigen dazu, einen einmal gewählten Lösungsweg immer wieder zu verfolgen, auch wenn er nicht zum Ziel führt. Von daher besteht eine erhebliche Gefahr in der Aufforderung, selbst einen Lösungsweg zu finden. Die Einschränkungen in Phantasie und Kreativität vermindern das Vorstellungsvermögen über denkbare Alternativen.

Lernen durch Imitation
Die Entdeckung einer Fehlfunktion der Spiegelneurone bei Menschen mit Autismus (vgl. DALFERTH 2007) bildet den Erklärungshintergrund für die Defizite im spontanen Imitationsverhalten. Die meisten Jugendlichen entwickeln dennoch im Verlauf des Heranwachsens die Fähigkeit zur Nachahmung, wobei diese Prozesse nachweisbar nicht über die SPN, sondern über andere Hirnareale gesteuert werden. Aufgrund der unterschiedlichen Entwicklungsverläufe gilt es im Jugendalter zu überprüfen, ob und inwieweit die Rehabilitanden zur Nachahmung einer Handlung durch Beobachten einer Person, die ihnen gegenüber steht, bereits befähigt sind. Ansonsten sollten alternative Strategien Berücksichtigung finden (s.u. Prompting, virtuelle Anleitung, Einsatz eines Spiegels).

Lernen durch Beobachtung
Die Fixierung auf Details, die Einschränkungen in der Wahrnehmung von Ursache-Folge-Zusammenhängen, Schwächen der zentralen Kohärenz, bisweilen fehlende Vorstellungen von Absichten und Zielsetzung der Handlungen führen dazu, dass ein Lernprozess über Beobachtung nur eingeschränkt möglich ist. Es empfiehlt sich, die erforderlichen Schritte zumindest handlungsbegleitend zu verbalisieren, das Aufgabenverständnis jeweils nach kleinen Schritten zu überprüfen oder – wenn dies zugelassen wird – durch Handführung Hilfestellung zu geben. Aktuellen Untersuchungen zufolge bietet eine (virtuelle) Handlungsanweisung über Videofilme oder Sprachprogramme die Chance, über die selbst gesteuerten virtuellen Anweisungen die Aufgabenstellung Schritt für Schritt nachzuvollziehen.

Wortreiche und umfangreiche Erklärungen
Auszubildende – auch mit überdurchschnittlichen kognitiven Fähigkeiten – werden bisweilen darin überschätzt, was sie aus verbalen Anweisungen und Erläuterungen entnehmen können. Es gilt zunächst in Erfahrung zu bringen, über welche Aufmerksamkeitsspanne sie verfügen. Des Weiteren sollten lange Sätze mit Füllwörtern (demzufolge, eventuell, bisweilen) sowie unscharfen zeitlichen und örtlichen Angaben (bald, demnächst, in Kürze; hinüber, daneben, obendrauf, hinten, vorne) vermieden und durch akkurate und präzise Angaben ersetzt werden.

Den Rehabilitanden unter Zeitdruck setzen
Da die Auszubildenden in ihren Multitasking-Fähigkeiten eingeschränkt sind, sich jeden einzelnen Schritt vergegenwärtigen und Handlungen daher Schritt für Schritt vollziehen müssen, benötigen sie mehr Zeit und Konzentration als üblich. Sie sind infolgedessen nur beschränkt in der Lage, unter Zeitdruck zu arbeiten.

Hohe Sprechgeschwindigkeit, hohe Informationsdichte
Die Sinnentnahme aus verbalen Äußerungen wird schon deshalb reduziert, weil es den Ausbildungsmeistern und sozialen Betreuern selten gelingt, auf metaphorischen Begrifflichkeiten völlig zu verzichten. Eine hohe Informationsdichte mündet zudem in ein Verarbeitungsproblem, da die Fähigkeit zur Hierarchiebildung der beschriebenen Aspekte sowie der selbstständigen Differenzierung in aufeinander aufbauenden Handlungsschritten beeinträchtigt ist.

Abstrakte Begrifflichkeiten verwenden oder Erklärungen geben
Gleichfalls gilt es zu überprüfen, ob oder inwieweit abstrakte Begrifflichkeiten verstanden werden können. Gerade Personen mit einem durchschnittlich kognitiven Niveau verstehen – und verwenden – eher einen konkretischen Wortschatz.

Vermittlung eines Sachverhalts auf mehreren Sinneskanälen gleichzeitig
Multisensorisch orientierte Handlungsanweisungen provozieren eher Misserfolge beim Lernen, da die verschiedenen Sinneserfahrungen nicht zwangsläufig synthetisiert werden und zu einer Integration von Wahrnehmungsaspekten führen. Personen aus dem autistischen Formenkreis lernen einfacher auf monomodalem Wege. Welche Sinnesmodalität dabei jeweils im Vordergrund stehen sollte, unterscheidet sich von Fall zu Fall.

Aufgaben stellen, die es erforderlich machen, auf viele Dinge gleichzeitig zu achten
Auf eine simultane Beachtung mehrerer Variablen im Arbeitsprozess, zumal, wenn diese eine flexible Anpassung verlangen, sollte verzichtet werden. Der Lerneffekt wird vergrößert, wenn die zu beachtenden Aspekte in eine Reihe von konsekutiven Schritten eingefügt werden.

Auf Fehler hinweisen, ohne eine Erfolg versprechende Aufgabenlösung zu präsentieren
Kritik an der Arbeitsausführung kann als Angriff auf das Selbstbewusstsein erlebt werden. Da Korrekturen jedoch unumgänglich sind, macht es Sinn, den Rehabilitanden frühzeitig zu unterbrechen, ihn abzulenken und alternative Wege zu einer effektiven Aufgabenlösung aufzuzeigen.

Vis-à-vis-Arbeitsdemonstrationen
Die Wahrscheinlichkeit, dass bei fortgeschrittener Imitationsfähigkeit die Aufgabenausführung zunächst spiegelverkehrt erfolgt, wird durch eine *Vis-à-vis*-Demonstration unterstützt. Dies ist damit im Zusammenhang zu sehen, dass es Menschen mit Autismus nur beschränkt gelingt, sich in die Lage, die Position des anderen hineinzuversetzen. Die Verfolgung der eigenen Handbewegungen in einem Spiegel kann eine effektivere Hilfestellung bedeuten.

Erfolg versprechende Unterweisungsstrategien sind dagegen:

Berücksichtigung von Lerntempo, Wahrnehmungsorganisation, Vorlieben und Zwängen
Eine erfolgreiche Arbeitsunterweisung gründet auf den Erkenntnissen eines individuellen Polaritätsprofils. Dies bedeutet, dass der Unterweisende auf das gegenwärtige Lerntempo, das Konzentrationsvermögen, die bevorzugten Sinnesmodalitäten, die Neigungen und Hürden im Lernprozess, das Ausmaß der Stereotypien Rücksicht nimmt.

Individuelle Unterweisungen (im Idealfall 1:1)
Das heterogene Spektrum der Auszubildenden, die erheblichen individuellen Unterschiede in der Wahrnehmungsorganisation und Handlungsausführung, machen es erforderlich, von einer Gruppenunterweisung abzusehen. Damit wäre gewährleistet, dass Erläuterungen nicht allzu oft unterbrochen werden müssen und zur Überprüfung des Vermittelten

nicht eine Wiederholung der Anweisung durch andere Gruppenteilnehmer erfolgt, die schneller reagieren können.

Aufgabenfülle reduzieren (kleinere Aufgabenpakete schnüren)
Einschränkungen in der Erfassung komplexer Strukturen und die bei etlichen zu beobachtende Misserfolgsorientierung bei der Lösung von neuen Aufgaben sollten ernst genommen werden. Die Lerngeschwindigkeit erhöht sich, wenn Aufgaben zunächst im Umfang reduziert werden und erst nach erfolgreicher Lösung Erweiterung finden und sich schließlich verketten.

Jede Aufgabe in kleine Schritte zerlegen
In Abhängigkeit von der zunächst überprüften Fähigkeit, wie viele Schritte bei der Lösung einer Aufgabenstellung überschaut werden können, sollte die Aufgabe in kleine Schritte zerlegt werden. Damit sich der Auszubildende besser orientieren kann, macht es Sinn, die einzelnen Schritte entweder aufschreiben zu lassen oder diese jeweils zu verbalisieren und sich dabei zu vergewissern, ob diese Schritte verstanden wurden. Gleichfalls gilt es, eine Reihenfolge festzulegen oder vom Rehabilitanden diese Reihenfolge erläutern zu lassen. Eine Visualisierung in Wort oder Bild nach den entsprechenden Vorgaben des TEACCH Programms trägt dazu bei, die Struktur und das Procedere der Handlungsfolgen immer wieder in Erinnerung zu rufen.

Arbeitsanweisungen nicht zu umfangreich gestalten, nicht zu viele oder unterschiedliche Informationen geben
Die Einschränkungen der Auszubildenden mit Autismus, mehrere Aufgaben gleichzeitig zu erledigen oder mehrere Arbeitsabläufe gleichzeitig im Blick zu haben, zwingen dazu, die Informationsfülle individuell zu begrenzen. Es ist sinnvoller, zwei oder drei Arbeitsschritte zu benennen und wiederholen zu lassen als sechs zu benennen, die dann in der Folge nicht mehr erinnert werden können.

Am Ende eines Arbeitsschrittes Möglichkeit zur Selbstkontrolle des Ergebnisses bieten
Da Auszubildende mit ASD nicht sicher wissen, was das Endergebnis der Handlung sein soll, muss dies klar vorgegeben werden und wird dann anhand des fertigen Produkts eigenständig überprüft. Dies ermöglicht dem Auszubildenden, sich vom Urteil des Anleiters zu distanzieren.

Abläufe schematisch einüben und mehrfach wiederholen lassen
Das mehrmalige Einüben ein und desselben Ablaufs trägt dazu bei, ein inneres Schema der Vorgehensweise zu entwickeln. Die Anzahl der Übungen ist dabei von der Konzentrationsfähigkeit des Rehabilitanden in Abhängigkeit zu sehen. Die Erklärungen sollten mehrfach wiederholt werden, da es sehr lange dauern kann, bis die Handlungen automatisiert sind.

Zunächst nur eine Veränderungsvariante zulassen (z.B. anderes Werkzeug, anderer Betreuer, anderer Arbeitsort, andere Aufgabe)
Variationen sollten erst vorgenommen werden, wenn eine größere Sicherheit im Arbeitsablauf vorhanden ist. Es ist zu bedenken, dass ein anderer Arbeitsort, eine neue Begleitperson, eine andere Tageszeit bereits das Anforderungsniveau erhöhen kann. Bevor eine inhaltliche Aufgabenvariation durchgeführt wird, sollten zunächst die personellen oder raum-zeitlichen Bedingungen verändert werden.

Zur Bewältigung einzelner Arbeitschritte mehr Zeit als üblich geben
Die Aufgabenerschließung und motorische Umsetzung dauert bei diesem Personenkreis länger als bei anderen Rehabilitanden. Die zur Verfügung gestellten Zeiträume sind daher individuell zu vergrößern. Die Arbeitsgeschwindigkeit wird sich erhöhen, wenn sich eine größere Handlungssicherheit eingestellt hat.

Markierungen zur Unterstützung bei der Umsetzung von Arbeitsanweisungen
Farbmarkierungen am Material oder an den Werkzeugen können dazu beitragen, motorische Unsicherheiten zu überwinden und zu erkennen, was zusammen gehört oder wo Werkzeuge anzufassen sind. Nach mehrmaligem Gebrauch bietet sich an, die Farbmarkierungen wieder zu entfernen, um zu beobachten, ob eine sachbezogene Orientierung möglich ist. Gleichfalls gilt es, ergonomische Gesichtspunkte wie Sitzposition, Areal des Arbeitsplatzes zu beachten. Bei Auszubildenden, die Schwierigkeiten in der Einhaltung einer geeigneten Arbeitsposition haben, macht es Sinn, mit Markierungen am Boden oder am Tisch durch Tesastreifen, Kreidestriche o.ä. Orientierungshilfen zu geben.

Auf eindeutige, klare Formulierung bei der Aufgabenstellung achten
Eine große Hürde bei der Vermittlung von Arbeitsaufgaben bildet der alltägliche Sprachgebrauch, der in aller Regel diverse Füllwörter, metaphorische, bildhafte Begriffe oder abstrakte Formulierungen enthält, die

von autistischen Auszubildenden nicht ohne Weiteres verstanden werden können. Daraus lässt sich ableiten: Wenn auf abstrakte Begrifflichkeiten nicht verzichtet werden kann, sollte man sich vergewissern, ob der Sinngehalt verstanden wurde. Unverzichtbare metaphorische Formulierungen bedürfen systematisch der Erläuterung, damit die autistischen Auszubildenden verstehen, was mit dem Gesagten gemeint ist.

Aufgabenstellungen mehrmals, am besten im gleichen Wortlaut, wiederholen
Abweichende Formulierungen oder Paraphrasierungen einer Aufgabenstellung sind eher kontraproduktiv und verwirren die Zuhörer, da sie den Eindruck gewinnen, es handle sich möglicherweise um eine ganz neue Aufgabe. Dies erfordert vom Aufgabensteller Konzentration und Bereitschaft, sich auf die Kommunikationshindernisse des Zuhörers einzustellen.

Fehlern vorbeugen, da Jugendliche mit autistischen Syndromen dazu neigen, einmal vollzogene (fehlerhafte) Handlungsabläufe beizubehalten
Es muss vermieden werden, dass im Arbeitsprozess fehlerhafte Abläufe eingeübt werden, ohne rechtzeitig Korrektur zu erfahren, da die Wahrscheinlichkeit, selbst Fehler zu bemerken und zu korrigieren, verhältnismäßig gering ist. Besser wäre es, beim Vollzug der einzelnen Arbeitsschritte sofort zu intervenieren.

Nach jedem Arbeitsschritt unmittelbar Rückmeldung und nach Möglichkeit positives Feedback geben
Das fehlende Vertrauen in die eigenen Fähigkeiten, die Misserfolgsorientierung lässt es angeraten sein, ihnen regelmäßig nach einer erfolgreichen Aufgabenlösung ein positives Feedback zu geben.

Kritik vermeiden
Da auf kritische Äußerungen sehr sensibel reagiert wird, sind eher vorsichtige und sachliche Korrekturvorschläge, z.B. bei inadäquatem Gebrauch von Werkzeugen oder unsachgemäßer Verwendung von Material, angebracht. Es kann auch hilfreich sein, zunächst vom Arbeitsprozess abzulenken, eine humorvolle oder scherzhafte Bemerkung zu machen, um dem Auszubildenden die Chance zu geben, sich von dem stereotyp vollzogenen Handlungsablauf zu lösen.

Pausenzeiten genau vorgeben und inhaltlich strukturieren
Die Neigung, sich zu überfordern, erscheint bei diesem Personenkreis ausgeprägt zu sein. Wenn eine hohe Arbeitsmotivation vorhanden ist, werden oft Urlaubstage, das freie Wochenende, die Feiertage ignoriert. Selbst der Feierabend gilt als unliebsame Unterbrechung des Arbeitsalltags. Dies gilt ebenso für die Arbeitspausen. Offensichtlich können die Auszubildenden nur schwer erkennen, wenn sie erschöpft sind, müde oder hungrig werden. Die Pausenvorgabe sollte jedoch durch den Vorgesetzten erfolgen.

Das gewünschte Ergebnis einer Arbeit bzw. das Endprodukt vorher genau beschreiben bzw. definieren
Solange unklar bleibt, worin das Ziel der Aufgabenstellung besteht, wächst die Gefahr, dass junge Menschen mit ASD in Stereotypien, bisweilen in sinnlosen Handlungsfolgen perseverieren. Häufig werden Auszubildende mit durchschnittlichen kognitiven Fähigkeiten darin überschätzt, dass sie den Zielpunkt einer Handlung erfassen können.

Arbeitsergebnisse im Abgleich mit dem gewünschten Endprodukt selbst kontrollieren lassen
Damit kann erreicht werden, dass eine gewisse Unabhängigkeit vom Ausbilder forciert und das Ausmaß an Selbstständigkeit in der Arbeitsausführung erhöht wird.

Bei Bedarf reizarmen Einzelarbeitsplatz konzipieren
Der Hyper- oder Hyposensibilität in der Wahrnehmungsverarbeitung, die individuell unterschiedlich ausgeprägt sein kann, sollte mit einer bedarfsgerechten Arbeitsplatzkonzeption begegnet werden. In der Regel gewährleistet eine größere Reizarmut, die Abschirmung von störenden Reizen (Verringerung der Lautstärke, Stellwände zur Abschirmung vor visuellen Reizen etc.) eine Zunahme der Konzentrations- und Leistungsfähigkeit.

Unterstützung bei der Strukturierung des Arbeitsplatzes
Solange Personen mit Autismus nicht in der Lage sind, den Arbeitsplatz entsprechend der Aufgabenstellung zu gestalten, bedürfen sie einer außengeleiteten Strukturierung. Dies kann bedeuten, den Arbeitsplatz zunächst sauber zu halten oder die Werkzeuge herbeizuschaffen, ausschließlich die Materialien zu lagern, die unmittelbar zur Fertigstellung des Produkts benötigt werden.

Tätigkeitsdemonstrationen oder Unterweisungen prinzipiell neben dem Rehabilitanden oder hinter ihm mit Handführung durchführen (solange er das zulässt)
Die Beeinträchtigung der Imitationsfähigkeit sollte Berücksichtigung erfahren. Eine Anleitung, die – gegebenenfalls mit Handführung – neben oder hinter ihm, jedoch nicht spiegelverkehrt (vis-à-vis) erfolgt, erscheint erfolgversprechender.

Auf Gefahren achten: Klare Anweisungen hinsichtlich der Arbeitsplatzsicherheit geben
Manche Auszubildende unterschätzen die Gefahr der Verletzung durch Maschinen oder Werkzeuge am Arbeitsplatz. Mängel im Verständnis von Ursache-Wirkung-Prinzipien können zu erheblichen Verletzungen führen. Hier sind sorgfältige Vorkehrungen zu treffen und die Auszubildenden auf mögliche Gefahren hinzuweisen.

Umgang mit Stereotypien vereinbaren
Stereotypien sind das Stigma des Autismus. Es wäre illusionär, davon auszugehen, dass die Auszubildenden auf Stereotypien völlig verzichten können. Viel ist erreicht, wenn es gelingt, diese redundanten motorischen Abläufe oder verbalen Wiederholungen in den Arbeitsablauf so weit einzubinden, dass sie nicht mehr störend wirken. Hilfreich wäre es, den Ort, den zeitlichen Umfang der Stereotypien einzugrenzen und klar im Arbeitsablauf zu bestimmen. Bisweilen benötigen die Rehabilitanden die Stereotypien vermehrt, wenn es darum geht, in einer verunsichernden Situation das innere Gleichgewicht wieder herzustellen. Im weiteren Verlauf sollte versucht werden, darauf hinzuwirken, dass die stereotypen Handlungen in einem anderen Raum (Ruheraum) vorgenommen werden.

Geeignete Rahmenbedingungen für die betriebliche und überbetriebliche Ausbildung sind:

Ein gleich bleibender Ansprechpartner oder Anleiter
Da die Auszubildenden auf Personalwechsel mit heftiger Verunsicherung reagieren können, sollte darauf geachtet werden, dass der Ansprechpartner, Anleiter oder Ausbilder im Ausbildungsverlauf nicht wechselt.

Berücksichtigung einschlägiger Informationen über die Probleme, Schwierigkeiten, Vorlieben, Kompetenzen und Interessen des Rehabilitanden
Bereits vor Aufnahme in die Berufsausbildung ist bekannt, welche individuellen Besonderheiten des Auszubildenden das Lernen fördern oder behindern können. Dies gilt es bei der Konzeption der Rahmenarbeitsplätze, bei Unterweisungen, bei der Planung sämtlicher Vorhaben im Unterstützungsplan zu berücksichtigen.

Gewinnung von Informationen, wie der Rehabilitand am besten lernen kann
Darüber hinaus besteht die Möglichkeit, durch systematische teilnehmende Beobachtung, z.B. im Verlauf der Durchführung von alltäglichen Arbeiten im Internat, detaillierte Kenntnisse über Lernprozesse des Rehabilitanden zu gewinnen.

Bei Bedarf Konzeption eines individuell abgeschirmten Arbeitsplatzes
Hyper- oder Hyposensibilität in einzelnen Wahrnehmungsbereichen sowie die reduzierten Fähigkeiten zur Integration diverser Wahrnehmungsaspekte führt im Arbeitsalltag bei einzelnen zu Stress und Überforderung. Dies lässt sich verhindern, indem ein reizarmer, vor Lärm, Geruch oder Lichtspiegelungen geschützter Arbeitsplatz konzipiert wird, der es den Auszubildenden ermöglicht, sich auf den Arbeitsprozess besser konzentrieren zu können. Diese Schutzvorrichtungen können nach und nach abgebaut werden – abhängig von der Entwicklung individueller Fähigkeiten zur Kompensation.

Arbeit vorwiegend selbstständig oder in Kleingruppen ausführen lassen
Da Menschen aus dem autistischen Formenkreis an kooperative Arbeitsstrukturen nur langsam herangeführt werden können und gerne alleine arbeiten, kommt ihnen entgegen, selbstständig nach präzisen Vorgaben in einer Randposition einer Arbeitsgruppe oder an einem Einzelarbeitsplatz tätig zu werden. Den Wahrnehmungsproblemen sowie den kommunikativen Grenzen kann durch die Konzeption einer Kleingruppe Rechnung getragen werden.

Arbeits- und Pausenzeiten, Arbeitsinhalte und Arbeitsalltag zeitlich und räumlich strukturieren
Probleme der zentralen Kohärenz, Schwierigkeiten, die Regeln des menschlichen Zusammenlebens und des Arbeitsalltages hinreichend zu erfassen sowie Grenzen bei der selbstständigen Strukturierung der zur Verfü-

gung stehenden Zeit machen es notwendig, eine externe Struktur der Arbeitszeiten und Arbeitsinhalte vorzunehmen und diese räumlich und zeitlich zu gliedern, wie es exemplarisch das TEACCH Programm vorsieht. Von dieser Gliederung sollten auch die Pausenzeiten nicht ausgenommen werden, da diese gleichfalls Orientierungslosigkeit verursachen können.

Publikumsverkehr vermeiden
Tätigkeiten mit Kundenberatung und Tätigkeiten, die hohe kommunikative Kompetenz erfordern, sind nur für wenige Menschen mit Autismus geeignet. So kann sie bei Telefonanrufen oder wenn ihnen Kunden gegenüber treten verunsichern, dass sie vorher nicht wissen, wen sie am Telefon haben oder wer vor ihnen steht. Wer also will mit ihnen sprechen, welchen Wunsch, welches Problem hat der Kunde und welche Lösung kann man diesem anbieten? Die Antizipation der möglichen Variationen bedeutet eine große Unsicherheit und fördert Angst- oder Stressempfindungen.

Zeitdruck möglichst reduzieren
Da Menschen mit ASD aufgrund ihrer exekutiven Probleme mehr Zeit benötigen, um einen Gedanken, einen Handlungsentwurf auch motorisch umzusetzen und sie sich den nächsten Schritt immer neu veranschaulichen müssen, sind sie zum einen auf mehr Zeit angewiesen bei der Ausführung von Aufgaben und setzen zum anderen aufgrund der jeweiligen Neuveranschaulichung des nächsten Schrittes mehr Energie ein. Dies bedeutet: Sie geraten in Gefahr, rasch zu ermüden, sie können oft selbst nicht ausreichend wahrnehmen, wenn eine Pause notwendig wird und überfordern sich oft. Sie können nur ihr eigenes Tempo entwickeln oder steigern, sind jedoch durch fixe Zeitangaben rasch aus dem Gleichgewicht zu bringen.

Personalwechsel weitgehend ausschließen
Mangel an Flexibilität führt dazu, dass sie nicht nur auf ein gewohntes Umfeld, sondern auch auf gleich bleibendes Personal angewiesen sind. Arbeitsanleitungen sollten von ein und derselben Person vorgenommen werden. Sollte sich ein Wechsel beim Personal anbahnen, benötigen die Menschen mit ASD rechtzeitig Hinweise, um sich innerlich darauf einstellen zu können.

Möglichst gleich bleibende Sozialkontakte gewährleisten
Dies gilt auch für die Kollegen, mit denen sie zusammen arbeiten. Auch wenn es von außen nicht den Anschein hat, entwickeln sie doch eine Zugehörigkeit zu den Menschen, die sie umgeben und können nicht flexibel die Arbeitsgruppe wechseln.

Ortsveränderungen möglichst vermeiden
Die Fähigkeit, in einer Werkstatt eine Mauer zu ziehen, eine Wand zu streichen oder in der Ausbildungsküche eine Mahlzeit zuzubereiten, lässt sich nicht beliebig an einen anderen Ort transferieren. Es ist möglich, dass eine Ortsveränderung zu einer Handlungsblockade oder zu einer Zunahme von Stereotypien führen kann. Ortsveränderungen sind daher sorgfältig zu planen und vorzubereiten. (Beispiel: Ein junger Mann in der Ausbildung als Maurer begann auf einer Außenbaustelle aufgrund der ungewohnten Umgebung, einen Steinhaufen einmal mit der Schubkarre zu umrunden, bevor er Steine aufladen konnte.)

Rückzugsmöglichkeiten vorhalten
Die individuelle Belastung im Arbeitsalltag bringt es mit sich, dass sich Auszubildende mit ASD der Reizfülle von Zeit zu Zeit entziehen müssen. Ein Ruheraum, eine geschützte Ecke oder eine Pause in einem anderen Raum kann dazu beitragen, das innere Gleichgewicht wieder zu gewinnen. Auch hier gilt, dass die individuelle Fähigkeit zur Toleranz oder zur Kompensation unterschiedlich ausgeprägt ist.

Betreuung durch geschultes, autismuskundiges Personal
Es hat sich gezeigt, dass das Betreuungspersonal über die speziellen autistischen Problemlagen genau Bescheid wissen muss, um diesen Personenkreis adäquat betreuen zu können. Die Hintergrundkenntnisse gewährleisten letztendlich den Erfolg beruflicher Trainingsmaßnahmen und verhindern einen vorzeitigen Ausbildungsabbruch aufgrund von Fehlinterpretationen der Handlungsweisen oder ungeeigneter Anleitungsstrategien.

Arbeitskollegen über autistische Besonderheiten in Kenntnis setzen
Auch im Ausbildungsprozess sollten die übrigen Auszubildenden hinreichend über die autistische Problematik informiert werden. Die soziale Unsicherheit und Naivität fordert andere gerade zu heraus, deren Schwächen auszunutzen. Mobbing/Bullying ist daher ein ernst zu nehmendes Thema. Unserer Erfahrung nach tragen diese Informationen bei den KollegInnen dazu bei, mehr Verständnis für die auffälligen Verhaltenswei-

sen zu entwickeln. Tutorenprogramme, die der Konzeption eines „circle of friends“ entsprechen, die verantwortliche Zuordnung eines Begleiters („big brother“) verhindern Missverständnisse, bieten den Auszubildenden Schutz und tragen zur Verbesserung des Betriebsklimas bei.

Vermittlung von betriebsspezifischen Ordnungsprinzipien am Arbeitsplatz
Für Menschen mit ASD ist aufgrund der fehlenden zentralen Kohärenz die Erschließung und Sinnhaftigkeit der vorgegebenen betrieblichen Ordnung nicht selbstverständlich oder ohne Weiteres nachvollziehbar. Es gilt, ihnen diese sublimen Prinzipien zu vermitteln. Da sie über ein ausgeprägtes Regelbewusstsein verfügen, sind sie gerne bereit, sich an diesen Regeln zu orientieren. Damit ist zwar nicht ausgeschlossen, dass sie immer wieder mit neuen Verhaltensvariationen konfrontiert werden. Diese müssen erläutert und dezidiert als Ausnahmen bezeichnet werden.

Ausbilder gegebenenfalls (in Krisensituationen) personell unterstützen
Bei Personen, die aufgrund ihrer Behinderung unter besonderen Umständen in Krisensituationen geraten, aggressive, destruktive oder selbst verletzende Verhaltensweisen zeigen, benötigen die Ausbilder und sozialen Betreuer externe Hilfestellung. Dies sollte bereits im Rahmen des Teilhabeplanes als Primärprävention bei Krisen Berücksichtigung finden. In der Regel ist bei den meisten Auszubildenden bekannt, welche Rahmenbedingungen oder Verhaltensweisen sie nur schwer verkraften können.

Fachliche Begleitung/ Supervision/ Beratung der Ausbilder
Die Heterogenität des Personenkreises bringt es mit sich, dass geeignete Vorgehensweisen nur bis zu einem bestimmten Grad standardisiert werden können. Dies gilt gleichfalls für sämtliche Empfehlungen, die in diesem Zusammenhang getroffen wurden. Systematische Fallreflexionen und Fachberatungen der Betreuer bieten die Chance, Unsicherheiten rechtzeitig zu begegnen und angepasste Hilfestellung bei der Ausbildung zu gewährleisten. Das Ausmaß an supervisorischer Hilfe wird durch eine sorgfältige Vorbereitung der Ausbilder auf ihre Aufgabe reduziert.

2.2.4 Indikatoren für geeignete Tätigkeitsfelder
In aller Regel kommen für Menschen mit ASD Tätigkeiten eher in Betracht, bei denen bestimmte Aspekte im Vordergrund stehen. Dies sind:

- Tätigkeiten, die nur wenig Kreativität und Flexibilität erfordern
- Tätigkeiten, die in Art und Umfang vorausgesagt werden können

- Tätigkeiten mit wenig Publikumsverkehr und Kundenkontakt
- Tätigkeiten, die nur wenig Team- und Kooperationsfähigkeit erfordern
- Tätigkeiten, die keine Führungs- und Leitungsfähigkeit notwendig machen
- Tätigkeiten, die wenig Flexibilität erfordern
- Tätigkeiten mit geringen Anforderungen an Multitasking-Fähigkeiten
- Tätigkeiten in einer ruhigen, gleich bleibenden Umgebung
- Tätigkeiten, die routinemäßig ausgeführt werden können
- Tätigkeiten mit klaren Vorgaben bezüglich Zielsetzung und Ausführung
- Tätigkeiten, bei denen es nicht auf die Geschwindigkeit, sondern auf die Genauigkeit ankommt
- Tätigkeiten, bei denen man ein gutes Detailgedächtnis braucht
- Tätigkeiten, die ohne komplexe soziale Interaktion ausgeführt werden können
- Tätigkeiten, bei denen keine differenzierte Feinmotorik und Auge-Hand-Koordination erforderlich sind.

Im Projektverlauf wurden allerdings die Vorstellungen, dass einschlägige Berufe grundsätzlich ausscheiden, in denen die vorgenannten Kriterien nicht ausreichend Berücksichtigung erfahren, deutlich relativiert. Auch hier gilt, dass diese typischen Defizite unterschiedlich ins Gewicht fallen und von Fall zu Fall einer eingehenden Betrachtung unterzogen werden müssen. Es zeigte sich, dass ein sorgfältiges Assessment eine Einmündung auch in ein vordergründig weniger geeignetes Berufsfeld oder auch in eine Teilfeldqualifikation im jeweiligen Berufsfeld ermöglicht. Die Auswahlkriterien, die dabei in Betracht gezogen werden sollten, müssen sich weniger an den vermuteten Defiziten, mehr an den Fähigkeiten und Interessen orientieren. In ihren Interessen unterscheiden sich Menschen mit Autismus jedoch in einigen Dingen grundsätzlich von anderen Menschen.

Menschen aus dem autistischen Formenkreis orientieren sich weniger an der gesellschaftlichen Bedeutung eines Berufes, der Reputation, an den damit verknüpften Statuskriterien oder dem Einkommen, das man mit der Tätigkeit erzielen kann. Dies ist auch damit im Zusammenhang zu sehen, dass sie die Komplexität einer beruflichen Tätigkeit in sämtlichen Dimensionen selten erfassen. Aufgrund ihrer partikularistischen Weltwahrnehmung sind Einzelaspekte ausschlaggebend, die eine Affinität zu ihren Interessen haben.

Motivation des Rehabilitanden für Teilaspekte des Berufes
Die Entscheidung für eine Tätigkeit kann z.B. auf einem Interesse an technischen Dingen, am Geruch der Farbe, am Umgang mit Material, das sich gut anfühlt, an dem Interesse, Dinge systematisch zusammenzubauen oder auseinander zu nehmen, beruhen.

Berücksichtigung der Spezialinteressen des Klienten bei der Berufswahl
Besonders leicht fällt es, sie für eine Tätigkeit zu begeistern, die im Kontext mit ihren Spezialinteressen steht (z.B. Musik, Technik, Züge, Fahrpläne, Steine, Rechnen etc.). Beispiel: Ein junger Mann, der sich zeitlebens für das Element Wasser interessierte, arbeitet heute als Autowäscher an einer Tankstelle. Einem anderen ist es gelungen, eine Teilfeldtätigkeit bei einem Meteorologischen Dienst zu erhalten. Er hatte sich zeitlebens immer schon für das Wetter und alles, was damit im Zusammenhang steht, interessiert. Hierbei werden zwei weitere Kriterien erfüllt:

Tätigkeiten, die eine Spezialisierung auf Teilbereiche ermöglichen

Tätigkeiten, die in ihrer Komplexität reduziert sind
Da sie aufgrund ihres Monotropismus für Multitasking wenig geeignet sind und komplexe Sachverhalte nur schwer erfassen können, sind Arbeitsaufgaben, die sukzessive aufeinander folgen, die klar definiert und umrissen sind, eher geeignet.

Gleichförmigkeit der Tätigkeit
Menschen mit ASD werden durch die Redundanz einer Tätigkeit nicht abgeschreckt, sondern motiviert, weil – oder soweit es – ihrem Wunsch nach Gleichförmigkeit entgegenkommt.

Tätigkeiten, die ortsgebunden sind und wenig Arbeitsplatzwechsel erfordern
Es fällt ihnen schwer, Tätigkeiten ständig zu variieren und sich bspw. jeweils auf einen anderen Arbeitsort einzustellen, wie dies heute in vielen Berufen notwendig ist. Es fällt ihnen leichter, ihre Produktivität zu entwickeln, wenn sie einen festen Arbeitsplatz an einem gleichbleibenden Ort haben, der ihnen nur geringe Anpassungsleistungen abverlangt.

Tätigkeiten, die relativ selbstständig durchgeführt werden können
Da sie gerne alleine arbeiten und es Ihnen Schwierigkeiten bereitet, sich jeweils mit anderen abzustimmen, macht es Sinn, für sie Tätigkeiten

auszuwählen und diese im Umfang zu begrenzen, die sie relativ unabhängig ausüben und dabei selbst das Ergebnis überprüfen können.

Tätigkeiten, die Genauigkeit und Präzision verlangen
Ihre besondere Stärke ist darin zu sehen, dass ihr Wunsch nach Gleichförmigkeit sie dazu veranlasst, besonders genaue und präzise Aufgaben auszuführen. Da sie kaum Abweichungen dulden, können sie auch sehr anspruchsvolle Aufgaben mit Präzision ausüben.

Tätigkeiten, die nach einem eigenen Zeitrhythmus durchgeführt werden können
Ihre Sensibilität gegenüber Zeitvorgaben lässt es angeraten sein, Tätigkeiten zu wählen, in denen das qualifizierte Ergebnis, jedoch nicht die dafür aufzuwendende Zeit im Vordergrund steht. Da sie ihr Tempo nur geringfügig äußeren Erwartungen anpassen können, gelten sie als wenig stressresistent.

2.3 Lebenspraktische Förderung von Menschen mit Autismus im Rahmen der beruflichen Rehabilitation

Die Teilhabe am Arbeits- und Berufsleben setzt Kenntnisse und Fähigkeiten voraus, die sich nicht ausschließlich auf berufsspezifisches Wissen und handwerkliche Fertigkeiten beziehen. Rehabilitanden mit Autismus haben jedoch neben ihren sozial-kommunikativen Einschränkungen häufig auch Schwierigkeiten bei der Bewältigung von lebenspraktischen Anforderungen und benötigen hier angemessene Unterstützung. Die Förderung von lebenspraktischen Kompetenzen verbessert jedoch nicht nur ihre beruflichen Teilhabebedingungen, sondern stellt eine elementare Voraussetzung für ihre Selbstständigkeitsentwicklung sowie Art und Ausmaß der sozialen Inklusion dar.

Auch erfolgreich beruflich tätige Erwachsene mit Autismus fühlen sich oft damit überfordert, den komplexen Anforderungen zu entsprechen, die eine Selbstorganisation im Alltag mit sich bringt. Dies macht es erforderlich, sie im Rahmen der beruflichen Rehabilitationsmaßnahmen angemessen darauf vorzubereiten. Ihre Schwierigkeiten bestehen insbesondere darin, dass lebenspraktische Fähigkeiten häufig sozial-kommunikative Kompetenzen erfordern, über die sie nicht angemessen verfügen. Zudem fällt es ihnen schwer, sich an der Erwartungshaltung anderer Menschen zu orientieren, weil sie diese nicht ohne Weiteres erkennen können. Aufgrund ihres partikularistischen Denkens fällt es ihnen schwer, eine Gesamtsicht der Anforderungen zu gewinnen, Prioritäten in der Durchführung zu setzen und zeitgleich im Verlauf von Arbeits- oder Freizeitaktivitäten lebenspraktische Aufgaben zu bewältigen. Neben alltäglichen Verrichtungen (wie z.B. Einkaufen, Behördengänge etc.) sind es Kompetenzen, die das Gesundheitsverhalten, Erscheinungsbild, den Umgang mit Geld und die Orientierung an kulturell üblichen Standards betreffen.

Während einer Qualifizierungsmaßnahme im Berufsbildungswerk werden die Rehabilitanden mit einer Fülle von lebenspraktischen Anforderungen im Rahmen der Internatsbetreuung konfrontiert. Häufig treten Unsicherheiten, Überforderungsgefühle und handlungspraktische Defizite jetzt erst für Mitarbeiter – und auch für die Rehabilitanden selbst – in vollem Umfang zutage, da im Elternhaus Angehörige die Überforderungssituationen kompensieren konnten. Sämtliche Maßnahmen, die geeignet erscheinen, lebenspraktische Kompetenzen zu fördern, bedürfen dabei eines spezifischen, individuell abgestimmten Vorgehens. Für die an der lebenspraktischen Förderung beteiligten Mitarbeiter gilt es, sich auf die typischen Problemstellungen vorzubereiten, die Hintergründe, die diese Mängel zu erklären vermögen, zu erschließen und sich Strategien anzueignen, um darauf adäquat zu reagieren.

Folgende Problemstellungen im lebenspraktischen Bereich konnten beobachtet werden und bedürfen gezielter Trainingsmaßnahmen:

- Regelmäßige Körperpflege
- Wechseln der Kleidung in Orientierung an Temperatur, Jahreszeit, Zweck, Mode etc.
- Auswahl und Einkauf von angemessener Kleidung
- Wäsche waschen (z.B. geht es darum, zu erkennen, wann Wäsche gewaschen werden muss, weniger, wie die Waschprogramme funktionieren)
- Gesundheitsverhalten (z.B. Krankheitsprozesse erkennen, Arzttermine vereinbaren, sich gesund ernähren)
- Umgang mit und verantwortliche Einnahme von Medikamenten (hier gilt es, das Ausmaß an Compliance zu erhöhen, also die Einsicht zu fördern, die Notwendigkeit der Medikamenteneinnahme zu akzeptieren)
- Selbstverantwortlicher Umgang mit Schlaf (z.B. selbstständig und rechtzeitig zu Bett zu gehen)
- Raumpflege und Haushaltsführung (z.B. Zimmer, Mobiliar reinigen, Pflanzen pflegen)
- Einkaufen, sich im Supermarkt zurecht finden

- Kochen, Mahlzeiten zubereiten
- Mahlzeiten in Gemeinschaft und in Orientierung an Verhaltensstandards einnehmen
- Umgang mit Geld (z.B. Kontoführung, Ratenverträge, Geschäfte abschließen)
- Mobilität (z.B. Teilnahme am öffentlichen Nahverkehr, Fahrpläne lesen, die Führerscheinprüfung absolvieren)
- Terminvereinbarungen vornehmen (z.B. Restaurant-, Kinoreservierungen)
- Medienkompetenz (z.B. Umgang mit Fernseher, DVD, Video, CD etc.). Im Vordergrund stehen nicht technische Probleme, sondern die Bedeutung dieser Medien im Alltag, die Unterscheidung zwischen Fiktion und Realität
- Sicherheitsverhalten und Umgang mit Gefahren (z.B. geht es darum, auch auf alltägliche Gefahrenquellen hinzuweisen, die nicht spontan als solche erkannt werden)
- Inanspruchnahme von Dienstleistungen
- Inanspruchnahme von Hilfe und Unterstützung (z.B. gehört dazu die Bereitschaft, grundsätzlich um Hilfe nachzusuchen oder Hilfe in Anspruch zu nehmen, wenn diese benötigt wird)
- Orientierungsverhalten (z.B. gelingt es einigen nur mit Mühe, sich in öffentlichen Einrichtungen zurechtzufinden, ein WC, einen Kartenschalter, ein öffentliche Gebäude ausfindig machen, da sie sich einer Vielzahl von Reizen ausgesetzt sehen und Schwierigkeiten haben, relevante zu erkennen)
- Richtige Zuordnung und Verständnis von Abkürzungen (z.B., u.a., u.U. etc.) und Hinweisschildern (z.B. Kennzeichnungen von WC mit Schrift oder Piktogramm)
- Umgang mit sozialen Konventionen und Alltagsregeln (z.B. sich in einer Schlange anstellen; Höflichkeiten, Komplimente austauschen; Smalltalk; Kritik angemessen äußern; Ansprüche anmelden; erkennen, an welchen Türen man anklopfen muss usw.)

2.3.1 Bereiche, die einer spezifischen Förderung bedürfen

Bekleidung/Hygiene/Raumpflege:
Es ist erforderlich, hier konkrete Vereinbarungen zu treffen, bspw. eine To-do-Liste zu verfassen, die als Orientierungshilfe dienen kann. Hier sollte aufgenommen werden, was wann, wie und wo zu erledigen ist.

Soziale Regeln bei Tisch, im Restaurant, bei Bestellungen, Vereinbarungen
Umgangs- und Verhaltensregeln bedürfen des regelmäßigen Trainings, da sie selten situativ erschlossen oder spontan verstanden werden. Dies ist damit im Zusammenhang zu sehen, dass sich soziale Situationen nie völlig entsprechen und daher immer wieder neu Verunsicherung hervorrufen können.

Mahlzeiten/Kochen:
Das systematische Einüben der Zubereitung von Mahlzeiten fördert die Unabhängigkeit. Allerdings ist hier eine schematisierte Ablauferstellung der einzelnen Aufgaben unabdingbar, da einzelne Prozesse nicht parallel verfolgt werden können.

Umgang mit Geld
Arbeit als primäre Möglichkeit, um Geld zu verdienen und sich damit seinen Lebensunterhalt zu verdienen oder am Konsum teilhaben zu können, wird nicht ohne Weiteres erkannt. Geld hat für Personen mit Autismus häufig einen geringen Stellenwert. So wurde z.B. bei einem Jugendlichen beobachtet, dass Barbeträge ziellos angespart oder in der Zahlenreihe ansteigende Beträgen: 14, 15, 16 € abgehoben wurden. Trainingsmaßnahmen zum Umgang mit eigenen Einkünften sind daher unverzichtbar, um ihre Unabhängigkeit zu erhöhen und Lebenstüchtigkeit zu verbessern (z.B. Konto eröffnen, Geld einzahlen, abheben; Kontoführung; Abschluss von Ratenverträgen oder Versicherungen; Bestellen einer Zeitung; Umgang mit Haustürgeschäften; Umgang mit Internetgeschäften).

Mobilität/Verkehr
Die Nutzung öffentlicher Verkehrsmittel, Kauf von Fahrkarten, Orientierung an Fahrplänen, Durchführung von Fahrtrainingsmaßnahmen, auch Hilfestellung beim Erwerb eines Führerscheins sorgen für eine größere Unabhängigkeit und gilt als Voraussetzug für berufliche Integration. Probleme können sich ergeben im Umgang mit den Flexibilitätsanforderungen im eigentlich klar strukturierten Straßenverkehr, wenn es darum geht, Fehler anderer Verkehrsteilnehmer zu antizipieren und unvorhersehbare Situationen, Umleitungen, Ausfall von Ampeln zu managen.

Gesundheitsverhalten:
Hier geht es vor allen Dingen um ein Training der Fähigkeiten zur eigenständigen Vorsorge durch Selbstbeobachtung und Entscheidung über die Inanspruchnahme von ärztlicher Hilfe.

Umgangsregeln bei Tisch
Unzureichende Umgangsformen bei Tisch fördern Ausgrenzungs- und Mobbingprozesse. Z.B. wenn ignoriert wird, dass jemand bestimmte Nahrungsmittel gereicht haben möchte, wenn unbeeindruckt ein Kuchenstück nach dem anderen gegessen wird, ohne zu berücksichtigen, dass für die Personen der Tischgemeinschaft lediglich jeweils ein Stück vorhanden ist. Als Problem erweist sich, dass zwischen verschiedenen Situationen (Einnahme von Mahlzeiten im Internat, im Restaurant / Essen in der Mensa, bei einem Ausflug etc.) unzureichend differenziert wird.

2.3.2 Pädagogische Grundregeln
Bei der Einübung von lebenspraktischen Fertigkeiten empfiehlt sich ein Vorgehen, das sich an klare Strukturhilfen anlehnt, z.B. das TEACCH Modell (auch HÄUßLER et al. 2003, BERNHARD-OPITZ 2005;). Auszubildende mit Autismus benötigen konkrete Anweisungen, die schriftlich festgehalten werden sollten. Beispiele: Unterwäsche wird nur einmal angezogen und dann gewaschen; Zähne putzen dreimal täglich; fällt das Thermometer unter 10 Grad (im Winter), sollte man eine warme Jacke anziehen; das Zimmer wird einmal in der Woche gesäubert; zweimal im Jahr, Anfang Mai und Anfang Oktober, sollte ein Vorsorgetermin beim Zahnarzt wahrgenommen werden; Abstauben von Regalen von oben nach unten einmal im Monat; erst mit feuchtem Schwamm, dann trocken nachwischen u.v.m.

Einzelne benötigen detaillierte Hinweise bezüglich der Durchführung. Vorzugeben wäre eine genaue Struktur, Visualisierungshilfen sollten zur Verfügung gestellt werden, Begleitung unter Bezugnahme auf verhaltenstherapeutische Techniken ist erforderlich. Als hilfreich zur Förderung von Problembewusstsein hat sich gleichfalls die systematische Analyse von Alltagssequenzen anhand von Videoaufnahmen gemeinsam mit dem Probanden erwiesen.

2.4 Freizeitförderung von Menschen mit Autismus im Rahmen der beruflichen Rehabilitation

Unsere Freizeit verbringen wir schwerpunktmäßig mit Betätigungen, die unserer Bildung oder unserer Entspannung dienen. Diesen Bedürfnissen entsprechen wir, indem wir entweder alleine oder gemeinsam mit anderen aktiv werden.

2.4.1 Problematik

Dem angemessenen Umgang mit Freizeit kommt in der Arbeit mit jungen Menschen mit Autismus eine besondere Bedeutung zu. Während in Schule und Ausbildung der Tagesablauf natürlicherweise durch Gegebenheiten wie Stundenplan und Ausbildungsplan vorstrukturiert ist, bedarf der Freizeitbereich häufig einer Strukturierung durch die Person selbst. Während andere Jugendliche es meist sehr genießen, sich ihre Freizeit ganz ohne Vorgaben selbst einteilen und organisieren zu können und ihren jeweiligen Hobbys allein oder in der Gruppe nachzugehen, stellt freie Zeit für junge Menschen mit Autismus nach eigenen Aussagen oft eine besondere Herausforderung dar. Hier tritt ihr Bedürfnis nach festen Strukturen, die von der Außenwelt geschaffen werden sollen, einmal mehr deutlich zu Tage. Sie wissen mit diesen selbst zu gestaltenden Zeiten wenig anzufangen. Ihre Interessen beschränken sich in der Regel auf sehr wenige und außergewöhnliche Themen, die sie am liebsten alleine verfolgen. Gleichaltrige reagieren auf diese speziellen Vorlieben im besten Falle mit Desinteresse und Gleichgültigkeit, häufig jedoch mit Unverständnis und Ablehnung. Damit erhöht sich nicht nur das Ausmaß an sozialer Isolation, sondern führt in gleicher Weise zu mangelnder Akzeptanz durch Dritte. Die Fähigkeit, Freizeit im Gruppenkontext zu gestalten und somit am Leben in der Gemeinschaft teilhaben zu können, ist somit wichtiger Bestandteil des Rehabilitationsprozesses. Unstrukturierte Zeiten selbstständig konstruktiv gestalten zu können ist für eine weitestgehend eigenständige Lebensführung und für das Teilhaben am Leben der Gemeinschaft von elementarer Bedeutung.

Ebenso gilt es die besonderen Bedürfnisse von jungen Menschen mit Autismus zu akzeptieren und ernst zu nehmen und damit Raum für Rückzug und Entspannung zu schaffen, da sie häufig auf andere Art und Weise als ihre Altersgenossen entspannen. Wichtig ist hierbei Art, Umfang und Ausmaß von vorliegenden Fixierungen genauer zu betrachten, um das Freizeitverhalten angemessen beurteilen zu können.

Menschen mit Autismus besitzen häufig außergewöhnlich viel Detailwissen aus eng umrissenen Fachgebieten, so genannte Spezialinteressen. So lernen sie beispielsweise Fahrpläne auswendig, beschäftigen sich intensiv mit Brettspielen, können differenziert Auskunft über die Witterungsverhältnisse der letzten Jahre geben oder beeindrucken durch fundierte geschichtliche Kenntnisse. Dagegen ist ihr Interesse an sozialen Kontakten, an Aktivitäten in der Gruppe oder an sportlichen Veranstaltungen, insbesondere am Wettkampf, nur gering bis gar nicht ausgeprägt, es sei denn, eine bestimmte Sportart, wie z.B. der Fußballsport, stellt ein Spezialinteresse dar. Zwangsläufig manifestiert sich soziale Ablehnung durch Altersgenossen vor allen Dingen im Freizeitbereich, da hier ihre Andersartigkeit ganz besonders zum Ausdruck kommt.

2.4.2 Empfehlungen zur pädagogischen Vorgehensweise

Um der Gefahr zunehmender Isolierung vorzubeugen und den Integrationsprozess nachhaltig zu unterstützen empfiehlt es sich, Jugendliche mit Autismus zunächst über jene Vorgänge, Objekte, Fähigkeiten oder Themen, die sie interessieren, in die Gruppe einzubeziehen. Dies kann durch Hinzuziehung bei einem EDV-Problem ebenso geschehen wie durch Gespräche über eines ihrer Spezialgebiete. Letzteres sollte sich jedoch nicht in der Reproduktion von enzyklopädischem Wissen erschöpfen. Die Tätigkeit oder Aktivität soll stets der sozialen Orientierung dienen oder kommunikative Bedeutung haben. Nicht selten steigen Jugendliche mit Autismus in der Achtung ihrer Altersgenossen, wenn diese bemerken, über welche Kenntnisse sie auf verschiedenen Gebieten verfügen. Die Gruppenkollegen sind aber dann überfordert, wenn sich ihr Kamerad als Dauerredner erweist, der auf Fragen und Einwände nicht oder nur sehr ungern reagiert. Hier kann der Pädagoge als Moderator gefragt sein.

Wenngleich viele Jugendliche mit Autismus zunächst auf die Aufforderung, sich an einer gemeinschaftlichen Freizeitaktivität zu beteiligen, ablehnend reagieren, so zeigt die Erfahrung, dass sie, wenn sie sich dennoch darauf einlassen konnten, an der Sache schließlich doch großen Gefallen finden. Diesem Umstand sollte auch dadurch Rechnung getragen werden, dass betroffene Jugendliche mit einer ausgeprägten Tendenz zu Rückzug und Passivität bei Bedarf zur Teilnahme an einer regelmäßig stattfindenden Freizeitaktivität verpflichtet werden. Günstige Rahmenbedingungen bieten hier strukturierte Aktivitäten, in denen die Aufgaben- und Rollenverteilung vorab verbindlich geklärt und abgesprochen ist. Bei der Mitwirkung im Jugenddiskoteam beispielsweise empfiehlt es sich, die speziellen Aufgabenstellungen inhaltlich klar und präzise einzugrenzen und zu vermitteln. Wiederkehrende Angebote, wie zum Beispiel eine feste Jogging-Gruppe, regelmäßige Übungstermine der Jugendband begünstigen die Bereitschaft autistischer Jugendlicher, sich auf eine Aktivität einzulassen.

Dem Bedürfnis nach Sicherheit und Vorhersehbarkeit, welches Jugendliche mit Autismus in verstärktem Maße entwickeln, und der mangelnden Fähigkeit, Zeiten selbstständig zu strukturieren, kann auch durch einen Wochenplan entsprochen werden, in welchem feste Freizeitaktivitäten oder auch Rückzugszeiten einzutragen sind. Ein solcher Plan kann zusammen mit dem Pädagogen erstellt werden und, an der Zimmerwand oder im Schrank angebracht, als Orientierungshilfe dienen. Es empfiehlt sich, über alle anstehenden Aktivitäten und Aufgaben im Zusammenhang mit Gruppenleben und dem Freizeitbereich explizit zu informieren, denn es kann nicht selbstverständlich davon ausgegangen werden, dass Jugendliche mit Autismus sich Angebote oder Aufgabenstellungen selbstständig erschließen.

Aufgaben, die an eine Verantwortung den anderen gegenüber gekoppelt sind, nehmen einen besonderen Stellenwert im Bemühen um bestmögliche Integration des Jugendlichen mit Autismus ein. So steigt er in der Achtung der anderen. Die Verlässlichkeit, die vielen von ihnen zu eigen ist, wird auch bei den Kollegen sichtbar und dies kann zu einem höheren Ausmaß von Akzeptanz in der Gruppe führen. Nicht zuletzt steigt die Selbstachtung. Lob und Anerkennung durch die Umwelt können dazu entscheidend beitragen. Bei allen Integrationsbemühungen ist auf die besonderen Bedürfnisse von Jugendlichen mit Autismus gleichermaßen zu achten. So ist es wesentlich, Rückzugsräume zu eröffnen und auch Angebote vorzuhalten, die den Stresspegel vergleichsweise niedrig halten, denn Gruppenveranstaltungen gehen für Betroffene zumeist mit erhöhter Anspannung einher. Das Spezialinteresse wird aller Wahrscheinlichkeit nach wichtig bleiben und hat seinen eigenen Stellenwert, doch sollte es nicht sämtliche Lebensbereiche überlagern, Hauptbestandteil der Freizeitgestaltung darstellen, in die Isolierung führen und somit die Lebensqualität massiv beeinträchtigen.

Ein Freizeittreff für autistische Rehabilitanden kann sich großer Beliebtheit erfreuen, wenn die Aktivitäten den Bedürfnissen der Teilnehmer entgegenkommen. So hat ein Kinobesuch weitaus weniger kommunikative Anforderungen als der Besuch eines Restaurants, wo Tischmanieren und Smalltalk gefragt sind. Beide Elemente sollten in einem gut überlegten Freizeitangebot für den Personenkreis vertreten sein. Der Freizeittreff kann den Teilnehmern zudem ein wichtiges Forum bieten, sich mit gleichsam Betroffenen auf einer Ebene auszutauschen, sich mitzuteilen und sich gegenseitig zu unterstützen.

2.5 Maßnahmen zur Förderung von sozialer und kommunikativer Kompetenz durch soziale Trainingsmaßnahmen

2.5.1 Bedeutung der sozialen Kompetenz

Autistische Mitarbeiter in der Gastronomie und Hauswirtschaft wurden befragt, über welche „survival skills" Beschäftigte in diesem Bereich verfügen müssten. Als eine von den fünf wichtigsten Voraussetzungen nannten sie: „Keeping hair combed" (BLAKE 1990, 6).

Die Erfahrungen der letzten Jahre haben deutlich gezeigt, dass bei der beruflichen Rehabilitation von Menschen mit autistischen Syndromen der Förderung sozialer und kommunikativer Verhaltensweisen eine zentrale Bedeutung zukommen muss. Rehabilitanden mit Autismus benötigen nicht nur Unterstützung beim Erwerb der arbeitstechnischen Voraussetzungen, sondern insbesondere Hilfe, um soziale Umgangsregeln besser zu verstehen, kommunikative Defizite zu kompensieren, eine angemessene Form des sprachlichen Ausdrucks zu wählen, Mimik und Gestik richtig zu interpretieren und sprachbegleitend bei der Kommunikation einzusetzen, Empathie für andere Menschen zu entwickeln und eine für sie mögliche Form der Metarepräsentation aufzubauen. In den letzten Jahren wurde über die Ursachen dieser Auffälligkeiten mehr bekannt. Eine Dysfunktion der Spiegelneuronen bei Menschen mit Autismus gilt mittlerweile als nachgewiesen. Diese hindert sie unter anderem daran, die Gefühlsäußerungen und die Absichten anderer Menschen, vor allem aber die sublimen Regeln des menschlichen Zusammenlebens, spontan zu erkennen. Da jedoch junge Menschen mit diskreten autistischen Beeinträchtigungen über durchschnittliche bzw. überdurchschnittliche intellektuelle Fähigkeiten verfügen, können sie in die Lage versetzt werden, diese neuronalen Defizite bis zu einem bestimmten Grad zu kompensieren.

Im Verlauf der letzten Jahre hat sich gezeigt, dass soziale Trainingsmaßnahmen auch im Rahmen der beruflichen Rehabilitation unverzichtbar erscheinen, weil sie einen wesentlichen Beitrag beim Zurechtfinden in der Arbeitswelt leisten können. Auch das Abensberger Social-Skills-Trainingsprogramm als Element des ATP avancierte auf dieser Grundlage zu einem für den Erfolg der beruflichen Rehabilitation bedeutenden Förderinstrument. Bei genauerer Betrachtung äußern sich die Probleme autistischer Menschen in verschiedener Hinsicht. Sie zeigen:

- Schwierigkeiten beim Erkennen der ungeschriebenen Regeln des sozialen Umgangs
- Kommunikative Defizite
- Probleme beim Mimik- und Gestikerkennen

- Mangel an Empathie
- Unzureichende Fähigkeiten zur Metarepräsentation

2.5.2 Soziale Umgangsregelungen im Alltag und Betrieb

Die sublimen Regeln des menschlichen Zusammenlebens stellen kulturell tradierte, auf Erfahrung beruhende, gewachsene Verhaltensmaßstäbe dar, die sich Menschen im Verlauf des Heranwachsens erschließen. Sie werden jedoch nicht nur im Verlauf der Sozialisation vermittelt. Vielmehr erwirbt man in unzähligen sozialen Kontakten Kenntnisse darüber, was man in unterschiedlichen Situationen sagen oder tun, was man zu wem sagen darf und auch, was in welcher Situation nicht statthaft oder angemessen erscheint. Während nicht behinderte Menschen rasch verstehen, dass Mitteilungen sich immer am sozialen Kontext orientieren, d. h., dass mit unterschiedlichen Personen (mit der Mutter, Vorgesetzten oder Kollegen) auch in unterschiedlicher Weise kommuniziert wird, zeigen sich Menschen aus dem autistischen Formenkreis rasch damit überfordert, herauszufinden, in welchen Situationen oder welchen Menschen gegenüber Äußerungen angemessen oder deplaziert erscheinen. Bei sozialen Regeln handelt es sich jedoch nicht um starre Gesetzmäßigkeiten. Die Überforderung von Menschen mit Autismus kommt vor allem darin zum Ausdruck, dass Art und Form der Kommunikation eine flexible, kreative Anwendung sozialer Konventionen verlangt.

Ihr Alltag ist nun häufig von dem Bemühen geprägt, sich diese sublimen Regeln zu erschließen. Sie versuchen also zu verstehen, was andere mit einer Geste, einem Blick oder einer Körperbewegung zum Ausdruck bringen, sie versuchen herauszufinden, was jemand meint mit dem, was er verbal äußert, um daraus allgemein gültige Regeln abzuleiten. Dabei entwickeln sie mitunter Theorien, die auf gewagten Analogieschlüssen beruhen und der Komplexität sozialer Situationen nicht gerecht werden.

2.5.3 Kommunikative Defizite

Kontakt aufnehmen – Kontakt beenden

Im Arbeitsleben kommen Beschäftigte mit Autismus ständig mit einer ganzen Reihe von Menschen in den verschiedensten Funktionen in Kontakt. Hier fällt auf, wie schwer es für sie ist, unbefangen Kontakt aufzunehmen: D. h. Blickkontakt herzustellen, den richtigen körperlichen Abstand einzuhalten und sie freundlich mit einer Formel zu begrüßen. Gleichfalls fällt ihnen schwer, dem Gesprächspartner Zeit für eine Antwort zu lassen, sich auf ein neues Thema einzustellen und das Gespräch, wenn das Thema – oder der Gesprächspartner – erschöpft ist, mit einer

Floskel zu beenden. Die Selbstverständlichkeit, unbefangen ein kleines belangloses Gespräch in der Pause zu führen, über Befindlichkeiten zu berichten, Höflichkeiten auszutauschen oder gar Komplimente auszusprechen, das ist für sie spontan unverständlich.

Kommunikationsinhalte

Bei Menschen mit Autismus beschränken sich die Mitteilungen häufig auf ihre konkreten Interessengebiete. Es fällt ihnen schwer, zu erkennen, dass sie damit ihren Gesprächspartner rasch ermüden. Signale wie Gähnen, Auf-die-Uhr-Schauen, Wechsel des Themas werden von ihnen geflissentlich ignoriert bzw. nicht als relevante Information betrachtet, das Thema zu wechseln. Es fällt ihnen schwer, ihre Abhandlungen über das Streckennetz der Bahn oder über Flugzeugtypen zu beenden. Werden sie unterbrochen, hält sie das nicht davon ab, bei nächster Gelegenheit auf „ihr" Thema zurückzukommen.

Kommunikationsmuster

Hintergrund dieser Kontakt- und Kommunikationsprobleme bildet die Unfähigkeit, die typischen reziproken Regeln der Interaktion, nämlich Interaktion, als wechselseitigen Prozess zu begreifen, zureichend zu erfassen und die geäußerten nonverbalen Signale richtig zu deuten. Es fällt ihnen schwer, die Wirkung des eigenen Verhaltens auf andere zu erkennen und in die eigenen Kommunikationsstrategien mit einzubeziehen. Wenn sie also wort- und grußlos vorübergehen, bedeutet das nicht, dass sie an sozialem Kontakt desinteressiert oder gar bewusst unhöflich sind. Vielmehr sind sie sich über die Erwartungen der anderen Menschen nicht im Klaren. Oder es fällt ihnen kein geeignetes Gesprächsthema ein. Wenn sie das Gespräch suchen, bleibt u.U. unklar, welche Intention hinter ihrem Mitteilungsbedürfnis steckt, da sie mit ihren Ausführungen nicht zu einem Abschluss oder zu einem Punkt gelangen. Vielmehr verlieren sie sich in unwesentlichen Details, so dass der Redefluss bisweilen nur vehement unterbrochen werden kann.

Sprache

Junge Menschen aus dem autistischen Formenkreis verfügen über eine ganze Reihe von sprachlichen Auffälligkeiten. Demgegenüber werden sie aber auch durch Äußerungen ihrer Mitmenschen nachhaltig verunsichert. Metaphorische, bildhafte Mitteilungen bleiben ihnen unverständlich, da sie in ihrer Vorstellungswelt an konkreten Aussagen haften. Äußerungen wie: „Du bist im Stimmbruch." – „Nun reiß dich doch zusammen!" – „Wir sollten das nicht auf die Goldwaage legen." – „Willst du mich auf den Arm nehmen?" werden wörtlich genommen und rufen Ungläubigkeit oder Unsicherheit hervor. Dass die Intonation, dass der Kontext, in dem eine Äußerung fällt, nicht der Sachinhalt einer Botschaft, letztlich maßgebliche Informationen zum Verständnis liefern, bleibt ihnen fremd. Die Bedeutung verbalsprachlicher Konnotationen (Sprechgeschwindigkeit, Stimmhöhe, Pausen, Betonungen usw.) bleibt ihnen genauso verborgen, wie sie aus den sprachbegleitenden Gebärden, insbesondere mit emotionalem Hintergrund, keine nützlichen Informationen entnehmen können. Sie haben Schwierigkeiten, ironische Äußerungen zu verstehen oder Witze einzuordnen. Menschen mit Autismus hören also eher das, was andere sagen, ohne spontan zu begreifen, was sie damit meinen. Sie verstehen nicht ohne Weiteres, wenn jemand lügt – und sie lügen i. d. R. auch nicht. Sarkasmus oder eine bestimmte Art von Humor bleiben ihnen unverständlich. Insbesondere, wenn er auf Wortspielen, überraschenden assoziativen Verknüpfungen beruht oder wenn damit gespielt wird, auf der Inhaltsebene etwas anderes zum Ausdruck zu bringen als das, was auf der Beziehungsebene gemeint ist.

Diese Defizite stehen allerdings in deutlichem Kontrast zu ihren sprachlichen Fähigkeiten. Viele junge Leute sind erstaunlich eloquent, präzise und bisweilen haarspalterisch im „korrekten" Gebrauch der Sprache, die vornehmlich auf genaue Beschreibungen und logische Schlussfolgerungen eingeengt bleibt.

Unzureichendes Mimik- und Gestikerkennen

Menschen mit Autismus haben Schwierigkeiten damit, die Ausdrucksformen eines Gefühls in Mimik, Gestik oder Körperhaltung zureichend zu erfassen und mit den dahinter liegenden Gefühlen in Verbindung zu bringen. Dieses zentrale Defizit wird seit ca. 20 Jahren von HOBSON, BARON-COHEN & U. FRITH erforscht. Sie erkannten, dass autistische Menschen – unabhängig vom Stand ihrer kognitiven Entwicklung – Lachen und Weinen, einen besorgten oder interessierten Gesichtsausdruck, Gefühle der Scham, des Ekels, der Wut oder der Zuneigung nicht spontan erfassen und verstehen können. Und dazu sind Kinder auf der ganzen Welt in aller Regel schon vom 6. Lebensmonat an in der Lage (EKMAN & FRIESEN 1972). Sind es doch Formen einer menschlichen Basiskommunikation, die Menschen – unabhängig von der Fähigkeit, die Sprache in einem fremden Land zu beherrschen – in die Lage versetzen, sich mitzuteilen und kommunikativ mit der Bevölkerung in Verbindung zu treten. Diese Basiskommunikation ist jedoch nicht nur entwicklungspsychologisch betrachtet elementar. Sie begleitet und überlagert sämtliche sprachliche Äußerungen und findet ihren emotionalen Ausdruck in der Sprechgeschwindigkeit, der Betonung, im Rhythmus oder im Sprachfluss. Autistische Menschen haben große Schwierigkeiten, diese emotionalen Begleitinformationen zu erfassen.

Mangel an Empathie
Unter Empathie versteht man die Fähigkeit, sich in den anderen hineinzuversetzen, Rücksicht zu nehmen und durch Mitleidsbekundungen, Interesse oder Zuneigung Anteil zu nehmen. Bei Jugendlichen mit Autismus fällt folgendes auf: Sie sind scheinbar wenig berührt, wenn andere von ihren inneren Erlebnissen oder Problemen berichten. Sie wenden sich ab oder ziehen sich zurück und erscheinen verfangen in ihrer eigenen Gedankenwelt. Es kommt aber auch vor, dass sie bisweilen rücksichtslos ihre Kollegen kritisieren oder auf Regelverstöße aufmerksam machen („Du kommst drei Minuten zu spät!" – „Du stinkst nach Käse!"). Ungnädige, distanzlos kontrollierende Äußerungen oder unbarmherzige Auslassungen über das Aussehen anderer Menschen führen dazu, dass sie auch des Mobbing bezichtigt werden. So gewinnt man den Eindruck: Es fehlt ihnen das Empfinden dafür, dass sie mit ihren Äußerungen andere Menschen in Misskredit bringen und verletzen.

Es kommt aber auch vor, dass sie von Kameraden zu unangemessenen Äußerungen oder inadäquatem Verhalten ermuntert werden. Dies deshalb, weil die Kameraden intuitiv spüren, dass es für sie keine moralischen Hemmschwellen gibt, dass sie Taktlosigkeiten ungerührt aussprechen. Wenn diese Jugendlichen kompromittierende Fragen an andere Azubis stellen, werden Tabugrenzen überschritten, ohne dass sie sich der Peinlichkeiten bewusst sind. FRITH (2007) warnt jedoch vor Fehlinterpretationen. Denn autistische Menschen sind keineswegs gefühlsblind, sondern sehr wohl in der Lage, eigene Gefühle zu empfinden und zu zeigen. Allerdings wurde festgestellt, dass sie – danach befragt – oft unsicher sind, um welche Gefühle es sich bei ihren inneren Empfindungen handelt.

Metarepräsentation – Theory of Mind (ToM)
BARON-COHEN, LESLIE und FRITH (1985) haben den Nachweis erbracht, dass Personen mit Autismus große Schwierigkeiten haben oder sich nicht vorstellen können, dass andere Menschen ihrem Handeln Absichten, Interessen und Wünsche zu Grunde legen. Deshalb fällt es ihnen schwer, allein aus deren Handeln auf die dahinter stehenden Absichten zu schließen. Sie haften vielmehr an konkreten, sichtbaren Vorgängen. Dieses Defizit hindert sie daran, sich das Verhalten anderer Menschen erklären oder gar ihre Absichten voraussagen zu können. Als Beispiel

mag folgende Situation dienen: Ein Vorgesetzter redet nicht oder selten mit einem Auszubildenden. Ein nichtbehinderter Jugendlicher könnte vermuten: „Der redet nicht mit mir, weil er *glaubt*, dass ich ihn nicht leiden kann." Ein autistischer Jugendlicher würde niemals solche Überlegungen anstellen, sondern lediglich zur Kenntnis nehmen, dass selten das Wort an ihn gerichtet wird. Dieses kognitive Defizit gilt als wesentliches Handicap im sozialen Austausch.

Jungen Menschen mit Autismus wird nun im Verlauf der Pubertät schmerzlich bewusst, dass sie die Signale auf den verschiedensten Kommunikationsebenen nicht richtig deuten können. Dies verunsichert sie erheblich und beeinträchtigt ihr Selbstbewusstsein. Ihr Verhalten ist daher von dem Bemühen gekennzeichnet, die sublimen Regeln des menschlichen Zusammenlebens und der Kommunikation zu durchschauen. Allerdings gelingt es ihnen aufgrund ihrer partikularistischen Sichtweise kaum, übergreifende, umfassende Regeln aus diversen sozialen Zusammenhängen herauszufiltern, die modellhaft oder als handlungsleitende Orientierungen in künftige Planungen eingehen können. Der ständige Wechsel von sozialen Situationen verlangt nämlich ein hohes Ausmaß an Einfühlung und führt zu einer flexiblen Anwendung von Regeln. Der kontextgebundene, flexible Umgang mit sozialen Regeln der Mitmenschen hindert sie einerseits daran, das Wesentliche zu erfassen, zum anderen verfügen sie nicht über die Flexibilität, einmal erfasste Regeln auch situationsspezifisch zu modifizieren. Dieses Handicap stellt eine erhebliche Belastung im beruflichen Alltag dar und bedeutet für sie eine wesentliche Hürde im menschlichen Zusammenleben überhaupt.

2.5.4 Ursachen

Über die Hintergründe und Ursachen ist heute einiges bekannt:

- Irreguläre Informationsverarbeitungsprozesse verhindern ein adäquates Wiedererkennen von Menschen, Gesichtern usw. Zum Teil gelingt es Menschen mit Autismus, dieses Defizit zu kompensieren: Das neurofunktionale Korrelat besteht darin, dass Menschen mit Autismus z.B. Gesichter in Hirnregionen prozessieren, in denen Nichtbehinderte Gegenstände erkennen und zuordnen.
- Die Verarbeitung von emotionalen Signalen an der Schaltstelle zur Weiterleitung an die entsprechenden Großhirnareale im limbokortikalen System (Thalamus) erfolgt unzureichend. Die Komplexität sprachlicher Äußerungen durch eine analytische Zergliederung in einzelne Informationslinien oder die Segmentierung in (irrelevante) Einzelinformationen führt zu einem Substanzverlust. HERMELIN (2002, 60) spricht von „schwacher zentraler Kohärenz": Dies bedeutet, die

Aufmerksamkeit wird auf Teilinformationen gerichtet, nicht auf das Integrieren verschiedenartiger zusammengehöriger und korrespondierender Informationen. FEIN et.al. (1984) führen dies u.a. auf unzureichende Zusammenarbeit der beiden Hirnhälften respektive auf Funktionsstörungen der linken Hirnhälfte zurück. Andere Forschungen haben auf morphologische Veränderungen in Hippocampus und Amygdala hingewiesen. RODIER (2000, 50) führt die unzureichende Verarbeitung von verschiedenen Wahrnehmungssignalen auf einen rudimentär entwickelten Facialiskern im Kleinhirn (zuständig für die Steuerung der Mimik) und Fehlen des Olivenkerns (Schaltstelle für Hörinformationen) im Stammhirn zurück. WILLIAMS et.al. (2001) gehen davon aus, dass eine Dysfunktion der Spiegelneurone dafür verantwortlich ist.

- Untersuchungen an auditiv evozierten Reaktionen des Hirnstammes haben erkennen lassen, dass es zu einer zeitlichen Verzögerung bei der Informationsverarbeitung kommt. Man spricht in diesem Zusammenhang von einer Störung der exekutiven Funktionen. Es dauert daher länger als erwartet, bis z.B. sprachliche Signale ankommen und eine motorische oder sprachliche Reaktion erfolgt. Als neurobiologisches Korrelat gilt, dass die Purkinjezellen im Kleinhirn, die ja für die motorische Steuerung zuständig sind, bei Menschen mit Autismus erheblich reduziert sind.
- Forschungen zur Theory of Mind (ToM) haben erbracht, dass autistische Menschen in der Regel davon ausgehen, dass die mit uns geteilte Realität ebenso zu einer ungeteilten kognitiven Repräsentanz der Realitätswahrnehmung führt. Anderen Menschen wird damit unterstellt, dass sie dasselbe wissen, dieselben Absichten oder Vorstellungen haben wie sie. BARON-COHEN et.al. (1997, 880ff.) vermuten, dass es bestimmte Hirnareale gibt, die für diese genetisch bedingten Funktionsdefizite zuständig sind. Es wird vermutet, dass diese Beeinträchtigung gleichfalls mit einer Dysfunktion der Spiegelneurone zusammenhängt (vgl. IACOBONI; DABRETTO 2006). Demnach funktionieren bei Menschen mit Autismus die Neuronen, die es ermöglichen, motorische Aktivitäten anderer Menschen wahrzunehmen und spontan zu verstehen, nicht so, wie man es erwarten würde. Die Spiegelneuronen senden zwar bioelektrische Signale bei der Durchführung eigener Handlungen aus, aber nicht beim Beobachten ein und derselben Handlung, wenn sie von einem anderen Menschen durchgeführt wird. In der Praxis der beruflichen Rehabilitation stellt sich daher die Notwendigkeit, diesen zentralen Auffälligkeiten angemessen zu begegnen.

2.5.5 Social-Skills-Training

Dieser Begriff steht als semantische Klammer für sämtliche Bemühungen, Jugendliche mit Störungen aus dem autistischen Spektrum (ASD) darin zu unterstützen, sozial und kommunikativ angemessene Verhaltensweisen zu erwerben. Sie sollen befähigt werden, bestmöglich mit anderen Menschen in verschiedenen sozialen Bezügen zu recht zu kommen. Dies gilt vor allem deshalb, weil man erkannt hat, dass eine öffentliche berufliche Tätigkeit nur möglich wird, wenn sie über soziale Grundfähigkeiten (die so genannten Soft Skills) verfügen und sie sich diese Zusammenhänge erfahrungsgemäß auch nicht verzögert erschließen können. Dabei erweisen sich diese Defizite unabhängig vom kognitiven Status oder ihren motorischen Fähigkeiten.

Nun wurden im Verlauf der 90er Jahre verschiedenen Programme entwickelt und zunächst vorwiegend für autistische Schulkinder konzipiert. Sie beziehen sich

- auf die Schaffung von unterstützenden Netzwerkstrukturen (Mitschüler, Lehrer) zur Förderung sozialer Kompetenzen
- auf den Erwerb einzelner sozialer Verhaltensweisen durch individuelle Lernprogramme und
- auf Formen sozialer Gruppenarbeit für Personen mit Autismus.

Folgende Konzeptionen liegen bislang vor:

Förderliche Netzwerkstrukturen

- Förderung von Schulkindern durch gleichaltrige Tutoren mit dem Ziel der Verbesserung der Interaktion mit Alterskameraden.
- HARING & BREEN (1992) haben mit ihrem „circle of friends" ein Programm für die Mitschüler entwickelt, damit diese das Verhalten von autistischen Kindern besser verstehen können.
- Gleichfalls wurden Unterstützungsprogramme für Lehrer zur Förderung sozialer Fähigkeiten bei ASD im Unterricht und zum Umgang mit auffälligem Verhalten entwickelt.

Individuelle Förderprogramme

- McGINNIS/GOLDSTEIN (1997) geben eine Anleitung zur Erstellung eines individuellen Förderprogrammes, das ‚SKILLSTREAMING CURRICULUM. Hier werden zunächst mit einem Erhebungsinstrument die Ausprägung von sozialen Fähigkeiten festgehalten, daraufhin Übungen zur Erweiterung sozialer Kompetenzen vorgestellt. Ähnliche Programme wurden von McAFFE (2002) und von GUTSTEIN & SHEELY (2002) entwickelt.

- Sehr ansprechend sind die Selbsteinschätzungs- und Lernprogramme für Jugendliche mit Asperger-Syndrom von LEACH (2002, 147ff.) und MEYER (2001, 55ff.), die viele Hinweise für Betroffene und Assistenten von Personen mit Autismus enthalten.
- Mittlerweile gibt es auch computergestützte Trainingsprogramme (BARON-COHEN 2003; BÖLTE et. al. 2002), um Menschen mit Autismus zu helfen, sich besser in die Gedanken und Gefühlswelten anderer Menschen hineinversetzen zu können sowie Computerprogramme zur Förderung des Mimik- und Gestikerkennens mit über 5000 Videosequenzen, Spielen und Audioclips.

Soziale Gruppenarbeit

Besonders bewährt haben sich die

- Social Stories: Hier werden soziale Alltagssituationen für Personen mit Autismus dargestellt, und im Rahmen der Gruppenarbeit wird diskutiert, wie man sich angemessen verhält.
- In ähnlicher Weise konzipierte BERNHARD-OPITZ et.al. (2001) soziale Problemsituationen, in denen die von ASD betroffenen Schulkinder Lösungswege finden sollen.
- Curricula mit einem ausgeprägten Themenkatalog, in dem es um Freundschaft, Regeln, Rollen, Umgang mit Gefühlen, Körpersprache, Schenken und Beschenktwerden geht, wurden von CSOTI (2001), von CORNISH & ROSS (2003) zu Kommunikation und Konfliktlösung und, um Empathie zu trainieren und Metarepräsentation zu üben, von CHIN (2000) vorgelegt.
- Bei HOWLIN & YATES (1999) finden sich Programme für Jugendliche mit Aspergersyndrom zu Themen wie: Strategien zur Lösung von Alltagsproblemen, Einüben von Bewerbungsgesprächen etc. Das erklärte Ziel besteht darin, zu einem besseren Verständnis eigener Schwierigkeiten und Fähigkeiten zu gelangen und eine größere Unabhängigkeit beim Wohnen und Arbeiten zu erreichen.

In Deutschland:

- GERSPACHER & RUPPERT (1996) führen seit Mitte der 90er Jahre soziale Trainingsmaßnahmen mit autistischen Jugendlichen durch.
- Gleichfalls wurden von HÄUßLER et.al. (2003) ein ansprechendes didaktisiertes Kompendium zur Förderung von sozialen und kommunikativen Kompetenzen bei ASD-Kindern auf der Basis des TEACCH–Programmes vorgelegt.

Die Erfahrungen mit den TEACCH SOCIAL SKILLS GROUPS gelten für die soziale und berufliche Förderung von jungen Leuten als wegweisend, weil hier im Rahmen von Supported Employment Maßnahmen in den USA Programme für Jugendliche nicht nur entwickelt, sondern auch erfolgreich erprobt wurden.

Soziale und kommunikative Trainingsmaßnahmen
Diese Grundideen bildeten den Ausgangspunkt für das Sozialtraining in Abensberg und wurden Teil des ATP (Abensberger Trainings Programm). Es war offenkundig, dass die Behebung dieser Defizite nicht im Rahmen von individuellen Förderprogrammen allein möglich ist. Die Förderung der autistischen Jugendlichen erfolgte im Projektverlauf systematisch im Rahmen einer sozialen Gruppenarbeit. Dieses Regelangebot gilt seitdem als fester Bestandteil in Berufsvorbereitungsmaßnahmen und Ausbildungsgängen von jungen Leuten mit ASD. Die Förderung in einer Peergroup erscheint dabei sowohl dem Lebensalter als auch den typischen Bedürfnissen der Jugendlichen in der Pubertät angepasst.

Das Sozialtraining avancierte im Projektverlauf zu einem elementaren Förderinstrument, das sich für ein erfolgreiches Durchlaufen einer vorberuflichen Förderung und Berufsausbildung als unerlässlich erwies. Der Zuwachs an sozialen, lebenspraktischen, kommunikativen und nicht zuletzt personalen Kompetenzen, der durch das Sozialtraining erreicht werden konnte, gilt als Grundvoraussetzung für Inklusion in Arbeit, Beruf und Gesellschaft und gewährleistet den langfristigen Verbleib auf dem allgemeinen Arbeitsmarkt. Sicher wäre es hilfreich, soziale Trainingsmaßnahmen bereits während der Schulzeit zu beginnen. Damit würden sich die Chancen einer zufriedenstellenden sozialen und beruflichen Integration und Lebensführung für die teilnehmenden Personen deutlich erhöhen.

Die nachfolgenden Überlegungen lassen sich ableiten aus den Erfahrungen mit dem Abensberger Sozialtraining für die Konstituierung von sozialen und kommunikativen Trainingsmaßnahmen.

2.5.6 Zielsetzungen
Als Zielsetzung für die sozialen Trainingsmaßnahmen gilt, Verhaltensweisen zu erlernen, die eine zufriedenstellende Interaktion mit anderen Menschen im Beruf, in der Freizeit und der Familie ermöglichen. Die Rehabilitanden sollen befähigt werden, einen Teil der sozial-kommunikativen Beeinträchtigungen zu kompensieren, um sich im Leben besser zurechtfinden zu können. Dies geschieht durch:

- Steigerung von sozialen Kompetenzen
- Steigerung von kommunikativen Kompetenzen
- Teilnahme und Teilhabe am öffentlichen bzw. gesellschaftlichen Leben
- Teilnahme an sinnvollen Freizeitaktivitäten
- Verringerung von sozialer Isolation
- Vermittlung von lebenspraktischen Kompetenzen
- Vermittlung von Schlüsselqualifikationen
- Erhöhung des Selbstwertgefühles

Ausgangspunkte bilden zum einen die zentralen Defizite im sozialkommunikativen Bereich, zum anderen die spezifischen Wünsche der autistischen Jugendlichen. Mit dem Kompetenztraining werden folgende Ziele verfolgt, die sich in den Themenstellungen widerspiegeln:

Grundregeln der Interaktion erlernen
Z.B.: Wie nehme ich Kontakt auf oder breche ihn ab? Wie kann ich sinnvoll auf Kontaktaufnahme reagieren? Wie kann ich im Gespräch Aufmerksamkeit zeigen, Fragen stellen und beantworten, soziale Initiative entwickeln? Welche Gesprächsinhalte bieten sich an, welche sind ungeeignet?

Förderung der Kommunikation
Z.B.: Welche Kommunikationsregeln gibt es? Wie kann ich Sprache wirkungsvoll einsetzen (Betonung, Rhythmus, Tonhöhe, Modulation)? Welche sprachersetzenden oder sprachunterstützenden Gebärden in Mimik und Gestik gibt es? Welchen Abstand muss ich in der Kommunikation einhalten? Warum Blickkontakt aufnehmen? Wie gehe ich vor, wenn ich Hilfe benötige, jemanden um einen Gefallen bitten möchte, mich in Konflikten angemessen zur Wehr setzen muss, wenn es bspw. darum geht, das Fernsehprogramm auszuhandeln? Was sind Komplimente, warum sagt man sie? Wie kann ich nonverbale kommunikative Signale äußern und verstehen?

Soziale Regeln erlernen und verstehen
Z.B.: Welche Regeln gibt es beim Begrüßen, Verabschieden, beim Einkaufen und Reklamieren? Wie kann ich erkennen, welches Verhalten in verschiedenen Situationen und Kontexten angemessen ist? Warum sind bestimmte Verhaltensweisen oder Äußerungen für andere Menschen verletzend? In welchen Situationen?

Erkennen von Gefühlen in Mimik und Gestik
Z.B.: Wie kann ich Gefühle in Sprache, Mimik und Gestik adäquat zum Ausdruck bringen oder ihren Bedeutungsgehalt erfassen?

Empathie und Fähigkeiten der Metarepräsentation entwickeln
In emotionaler Hinsicht: Sich in andere hineinversetzen, ihre Gefühle erkennen und Anteil nehmen, also sie mit ihnen teilen und dies auch zum Ausdruck bringen. In kognitiver Hinsicht: Versuchen, die Absichten, Wünsche und Vorstellungen anderer Menschen – deren Innere Welt – zu entschlüsseln und deren Intentionen beim eigenen Handeln mit zu berücksichtigen. Bei dem Bemühen, sich „Gedanken über die Gedanken anderer zu machen" (vgl. JOERGENSEN 2002, 50) geht es um die Lösung von Aufgaben erster Ordnung (Hineinversetzen in die Denkweise von anderen Menschen) und zweiter Ordnung (sich vorstellen, was ein Mensch über die Gedanken Dritter denkt). Damit wird die Fähigkeit zur Rollenübernahme geschult.

Phantasie und Kreativität entwickeln
Dies bedeutet, sich Gedanken über Dinge zu machen, die man zuvor nicht selbst erlebt hat und die eine Abstraktion von konkreten Erfahrungen bedeuten.

Entscheidungen treffen
Lernen, Dinge zu bewerten und dafür Kriterien zu finden, Hierarchien zu bilden und Wichtiges von Unwichtigem zu unterscheiden. Schließlich sind die Aktivitäten darauf ausgerichtet, das Selbstwertgefühl der jungen Leute zu steigern.

2.5.7 Rahmenbedingungen und Vorgehensweisen
Zunächst gilt es, auf der Basis von Verhaltensbeobachtungen und Befragungen der potenziellen Teilnehmer einen Themenkatalog zu erstellen, der Ziele und Inhalte enthält, die bei der Durchführung von sozialen Trainingsmaßnahmen bei Menschen mit Autismus Berücksichtigung finden sollen. Ausgangspunkt müssen zudem aktuelle soziale Problemstellungen bilden, die sich im Laufe einer Rehabilitationsmaßnahme ergeben.

Themen und Inhalte
Die Ablösung vom Elternhaus, Regeln für das Zusammenleben mit anderen Menschen, verbale und nonverbale Äußerungen verstehen, Kom-

munikationsstrategien, Blickkontakt aufnehmen, Komplimente geben und empfangen, Begrüßung und Abschied, Umgang mit Wut und Ärger, Probleme lösen, Konflikte managen, die Interessen anderer entdecken, Gesichtsausdrücke verstehen und zeigen etc. sind nur einige Beispiele für Themen und Schwerpunkte, die innerhalb der Trainingseinheiten behandelt werden können. Die folgenden Rahmenbedingungen und Vorgehensweisen haben sich als hilfreich erwiesen und sollten bei der Planung und Durchführung Berücksichtigung finden.

Methoden
Geeignete Vermittlungsmethoden wären: Rollenspiele, Veranschaulichung von Problemsituationen durch Videosequenzen, Coaching durch den Trainer, strukturierte Spiele oder Gruppenaktivitäten, Partnerarbeit, Visualisierung sämtlicher Aufgaben und deren Lösungsmöglichkeiten, Arbeitsblätter mit Problembeschreibungen und Lösungsvarianten, Bilder, Zeichnungen und Lösungsmodelle, künstlerische Gestaltung, Ordner zum Notieren der Ergebnisse, zum Abheften und Nachlesen der Protokolle. Lösungsmöglichkeiten sollten z.T. vorgegeben werden. Jedoch ist darauf zu achten, dass die Betroffenen nicht mehr als drei Varianten (z.B. Begrüßungsformeln) an die Hand bekommen. Entsprechend den unterschiedlichen Lernvoraussetzungen sind die methodischen Zugänge von Fall zu Fall zu variieren. Komplexe soziale Situationen sind in einzelne kleinere Schritte zu untergliedern, damit sie von den Teilnehmern verstanden werden können.

Freiwilligkeit und Akzeptanz
Für ein effektives Kompetenztraining ist erforderlich, dass die potenziellen Teilnehmer vom Sinn dieses Vorhabens überzeugt werden können und sich damit einverstanden erklären. Allerdings gilt es unmissverständlich darauf hinzuweisen, dass diese Trainingsmaßnahmen originärer Bestandteil der gesamten Rehabilitationsmaßnahmen sind und erhebliche Bedeutung für den Erwerb der erforderlichen Soft Skills im Betrieb haben. Die Zielsetzung des Trainings muss den Jugendlichen klar vermittelt werden. Vorbehalte von betrieblichen Mitarbeitern gegenüber diesen, das Sozialverhalten fördernden Maßnahmen gilt es zu zerstreuen, damit ein größtmöglicher Effekt erzielt werden kann. Sämtliche Mitarbeiter sollten von der Notwendigkeit dieser Maßnahmen – gerade im Hinblick auf eine berufliche Perspektive – überzeugt sein. Entwicklungen und Veränderungen, auch Transferversuche der Probanden sind mit den übrigen Mitarbeitern zu kommunizieren. Die Akzeptanz wird gesteigert, wenn die Gruppenmitglieder lernen, sich auch gegenseitig ein positives

Feedback zu geben. Zielrichtung muss sein, das Selbstbewusstsein der Teilnehmer zu steigern, die Selbst- und Fremdwahrnehmung zu fördern.

Gruppenbildung
Es wird empfohlen, eine Teilnehmerzahl von 5–7 Personen nicht zu überschreiten. Bei der Zusammensetzung der Gruppe mit Personen aus dem autistischen Formenkreis ist bei der Heterogenität der Problemstellungen auf ein gemeinsames Förderinteresse zu achten. Damit ein nachhaltiger Lerneffekt erzielt wird, sollte die Gruppe über einige Monate hinweg konstant bleiben und sich mindestens 1- bis 2-mal wöchentlich zusammenfinden.

Trainer
Der Trainer muss für die Jugendlichen ein vertrauter Ansprechpartner sein, der sich eingehend mit den Problemstellungen der Teilnehmer befasst hat und über ihr Stärken/Schwächenprofil im Bilde ist. Er sollte in der Lage sein, den erforderlichen Umfang des Hilfe- und Förderbedarfs absehen zu können. Für die erfolgreiche Durchführung und Anleitung der Sozialtrainingseinheiten benötigt er ein hohes Maß an Kompetenz und Kreativität. Flexibilität und Individualisierung ist gefragt, da je nach Person, individueller Ausprägung des Behinderungsbildes und Gruppenzusammensetzung Inhalte und Ablauf der Einheiten neu konzipiert werden müssen. Durch In-Vivo-Übungen gilt es, den Transfer in alltägliche Situationen abzusichern. Rückmeldungen aus dem Alltagsverhalten sind elementar, um Modifikationen vornehmen oder positives Feedback geben zu können. Das Sozialtraining bedarf der Einbettung in ein Komplexprogramm (ATP). Dies bedeutet, dass die Kollegen gleichfalls über Ziele und Absichten ins Bild gesetzt werden.

Räumlichkeiten
Der ausgewählte Raum sollte für Kleingruppeninteraktionen geeignet sein und für 5–7 Teilnehmer ausreichend Platz bieten (z.B. für Rollenspiele). Stellwände für eine räumliche Untergliederung des Raumes, Tische und Stühle wären günstig. Insoweit Fenster vorhanden sind, ist es wichtig zu beachten, dass die Teilnehmer nicht durch Außenreize abgelenkt werden können. Um die erforderliche Konzentration zu sichern, sollte der Raum von störenden Außenreizen abgeschottet sein. Es kommt dem Regelbedürfnis autistischer Jugendlicher entgegen, wenn immer derselbe Raum für das Sozialtraining benutzt werden kann.

Programm
Eine Programmeinheit sollte nicht länger als 60 Minuten dauern. Innerhalb dieses Zeitrahmens gilt es, das gewählte Thema zu einem vorläufigen Abschluss zu bringen. Es ist sinnvoll, die Themenstellungen der Einheiten gemeinsam mit den Teilnehmern im Vorhinein festzulegen bzw. sie rechtzeitig anzukündigen. Rituale zu Beginn (z.B. Stimmungsbarometer) und am Ende (Resümee, Verabschiedung) sollten in Bezug zur aktuellen Thematik stehen.

Ablauf
Im Verlauf der ersten Einheit macht es Sinn, Umgangs- und Ablaufregeln für die sozialen Trainingseinheiten gemeinsam mit den Teilnehmern festzulegen. Eine Visualisierung dieser Regeln und eine Veranschaulichung durch Beispiele, das Bekanntmachen durch eine Plakatwand und das Abheften dieser Regeln in einem eigens für jeden Teilnehmer anzulegenden Ordner unterstreicht die Gewichtigkeit der Vereinbarungen. Diese können nach sechs Monaten erneut auf ihre Bedeutung und Gültigkeit diskutiert und hinterfragt werden. Es bietet sich an, für alle Teilnehmer einen Ordner anzulegen, um Anregungen zu sammeln oder auch um Regeln abzuheften. Sämtliche Erkenntnisse sollten notiert, festgehalten werden und nachlesbar sein, damit sie reminisziert und nach und nach internalisiert werden können.

Generalisierung und Transfer
Die Übertragung von Erfahrungen in den Alltag kann gelingen, wenn sich die Kontaktpersonen über die Zielsetzung des Trainings im Klaren sind und positiv auf die Versuche der Rehabilitanden reagieren können. Sie sollten ein Handout der Themenstellungen und Lösungsmodelle erhalten. Gleichfalls wäre anzuraten, außerhalb, im Restaurant, bei einem Stadtrundgang, das erworbene Wissen unter Begleitung anzuwenden und bei unterschiedlichen Personen oder Gruppen einzuüben.

2.6 Selbsteinschätzung / Self-Assessment

Menschen mit Autismus haben häufig Probleme, ihre Stärken und Schwächen, ihre Wirkung auf andere Menschen, die Konsequenzen des eigenen Handelns und die Angemessenheit eigener Äußerungen und Reaktionen realistisch einzuschätzen. Gerade in diesem Zusammenhang kommt dem Sozialtraining der Erweiterung der Kompetenz zur Selbsteinschätzung eine wesentliche Bedeutung zu. Bei einer teilnehmerorientierten Planung von Trainingseinheiten bleibt der Sozialtrainer darauf angewiesen, neben seiner eigenen Einschätzung auch Wissen über die Selbsteinschätzung seines Trainees zu gewinnen. Aufgrund dieser Überlegungen wurde auf Basis verschiedener Self-Assessment-Bögen (vgl. HÄUßLER 2005; vgl. LEACCH 2005) ein Fragebogen zur Selbsteinschätzung entwickelt, der zu Beginn einer Trainingsmaßnahme vom Trainee bearbeitet werden kann. Er erhält die Möglichkeit, eigene Stärken und Schwächen zu erkennen bzw. zu benennen und damit Einsicht in die Notwendigkeit von Sozialtrainingsmaßnahmen zu gewinnen. Dem Sozialtrainer bietet sich die Chance, die Person besser einzuschätzen und Themen bzw. Inhalte für die Fördereinheiten sammeln zu können. Der Bogen gliedert sich wie folgt:

Self-Assessment-Bogen – Selbsteinschätzungsbogen
© BAUMGARTNER/DALFERTH/VOGEL 2004

Aussage	leicht	schwer	weiß nicht
Soziale Kompetenzen/Schlüsselqualifikationen			
Andere zu begrüßen oder mich von Ihnen zu verabschieden, fällt mir	☐	☐	☐
Die Gesten und die Körpersprache von anderen zu verstehen, fällt mir	☐	☐	☐
Am Gesichtsausdruck und an der Körperhaltung zu erkennen, ob jemand			
fröhlich ist, fällt mir	☐	☐	☐
traurig ist, fällt mir	☐	☐	☐
nachdenklich ist, fällt mir	☐	☐	☐
interessiert ist, fällt mir	☐	☐	☐
wütend ist, fällt mir	☐	☐	☐
erschrocken ist, fällt mir	☐	☐	☐

Meine Gefühle auszudrücken (z.B. Wut, Trauer), fällt mir	☐	☐	☐
Zu erkennen, ob sich Menschen in meiner Umgebung wohlfühlen, fällt mir	☐	☐	☐
An den Handlungen anderer Menschen zu erkennen, was sie vor haben, fällt mir	☐	☐	☐
Jemand anderen um einen Gefallen bitten, fällt mir	☐	☐	☐
Mich bei anderen zu bedanken, fällt mir	☐	☐	☐
Ich weiß, was ein Kompliment ist: ☐ ja ☐ nein Komplimente zu machen, fällt mir	☐	☐	☐
Einzuschätzen, ob ich etwas gut gemacht habe, fällt mir	☐	☐	☐
Anderen gegenüber ein Lob auszusprechen oder Anerkennung zu äußern, fällt mir	☐	☐	☐
Anderen Menschen gegenüber zu zeigen, dass ich traurig bin, fällt mir	☐	☐	☐
Andere Menschen zu beglückwünschen, fällt mir	☐	☐	☐
Aufrichtig und ehrlich zu sein, fällt mir	☐	☐	☐
Höflich und freundlich zu sein, fällt mir	☐	☐	☐
Erfundene Geschichten so zu erzählen, als ob sie wirklich passiert wären, fällt mir	☐	☐	☐
Zu lügen, fällt mir	☐	☐	☐
Witze zu machen, fällt mir	☐	☐	☐

Den richtigen körperlichen Abstand zu anderen einzuhalten, fällt mir	☐	☐	☐
Vertraute Menschen oder Freunde zu berühren, fällt mir	☐	☐	☐
Fremden Menschen die Hand zu schütteln, fällt mir	☐	☐	☐
Blickkontakt zu vertrauten Menschen und Freunden aufzunehmen, fällt mir	☐	☐	☐
Blickkontakt zu Fremden aufzunehmen, fällt mir	☐	☐	☐
Es zuzulassen, dass fremde Menschen mich berühren, fällt mir	☐	☐	☐
Einzuschätzen, wann ich die Stimme beim Sprechen anheben und absenken muss, fällt mir	☐	☐	☐
Herauszufinden, welche Worte ich zu jemandem sagen darf und welche nicht, fällt mir	☐	☐	☐
Einzuschätzen, ob ich in einer Unterhaltung zu viel oder zu wenig rede, fällt mir	☐	☐	☐
Mich für ein Thema, das andere ansprechen, zu interessieren und etwas dazu zu sagen, fällt mir	☐	☐	☐
15 Minuten über ein Thema zu sprechen, fällt mir	☐	☐	☐
Andere um Hilfe zu bitten, fällt mir	☐	☐	☐
Herauszufinden, wen ich um Hilfe bitten kann, fällt mir	☐	☐	☐

Einzuschätzen, wann ich jemanden um Hilfe bitten kann, fällt mir	☐	☐	☐
Zu erkennen, ob jemand Hilfe benötigt, fällt mir	☐	☐	☐
Jemand anderem meine Hilfe anzubieten, fällt mir	☐	☐	☐
Die Hilfe anderer in Anspruch zu nehmen, fällt mir	☐	☐	☐
Andere Menschen um Veränderungen zu bitten, wenn mich etwas stört, fällt mir	☐	☐	☐
Kritik anzunehmen, fällt mir	☐	☐	☐
Andere in angemessener Form zu kritisieren, fällt mir	☐	☐	☐
Einzuschätzen, mit wem ich Dinge besprechen kann, die nur meine Person betreffen, fällt mir	☐	☐	☐
Mit anderen über meine Probleme zu sprechen, fällt mir	☐	☐	☐
Zu bemerken, ob Kollegen oder Vorgesetzte im Urlaub sind, krank sind oder fehlen, fällt mir	☐	☐	☐
Zu erkennen, ob die anderen meiner Meinung sind, fällt mir	☐	☐	☐
Herauszufinden, ob andere denken, dass ich mich unangemessen verhalte, fällt mir	☐	☐	☐
Einzuschätzen, was ich tun kann, wenn ich niedergeschlagen bin, fällt mir	☐	☐	☐
Anderen etwas beizubringen, fällt mir	☐	☐	☐

Aus Fehlern zu lernen, fällt mir	☐	☐	☐
Ideen, die mir einfallen zu verwirklichen, fällt mir	☐	☐	☐
Freiwillig für andere/die Gemeinschaft etwas zu tun, fällt mir	☐	☐	☐
Lebenspraxis			
Mich der Jahreszeit oder dem Anlass entsprechend anzuziehen, fällt mir	☐	☐	☐
Mich täglich zu waschen/duschen, fällt mir	☐	☐	☐
Daran zu denken, zweimal täglich die Zähne zu putzen, fällt mir	☐	☐	☐
Daran zu denken, die Unterwäsche/Socken täglich zu wechseln, fällt mir	☐	☐	☐
Daran zu denken, mir die Haare zu kämmen, fällt mir	☐	☐	☐
Daran zu denken, Taschentücher zu benutzen, fällt mir			
Daran zu denken, mir regelmäßig die Hände zu waschen (z.B. vor dem Essen), fällt mir	☐	☐	☐
Meine Freizeit selbstständig zu gestalten, fällt mir	☐	☐	☐
Einzuschätzen, ob Waren im Supermarkt teuer oder billig sind, fällt mir	☐	☐	☐
Einzuschätzen, wie viel Geld ich im Monat benötige, fällt mir	☐	☐	☐

Arbeit			
Unterschiede zwischen Vorgesetzten, Kollegen und Untergebenen zu erkennen, fällt mir	☐	☐	☐
Mit anderen zusammen zu arbeiten, fällt mir	☐	☐	☐
Mich auf unterschiedliche Vorgesetzte und Kollegen einzustellen, fällt mir	☐	☐	☐
Mich an einem Arbeitstag mit Kollegen zu unterhalten, fällt mir	☐	☐	☐
Mich in der Pause (z.B. beim Mittagessen) mit anderen zu unterhalten, fällt mir	☐	☐	☐
Mich auf neue Regeln in der Arbeit einzustellen, fällt mir	☐	☐	☐
Kollegen für eine gemeinsame Tätigkeit auswählen, fällt mir	☐	☐	☐
Mich nach der Arbeit mit Kollegen in der Freizeit zu treffen, fällt mir	☐	☐	☐
Einzuschätzen wie viel Zeit ich benötige, um eine Arbeit zu erledigen, fällt mir	☐	☐	☐
Arbeiten unter Zeitdruck fällt mir	☐	☐	☐
Schnell zu arbeiten, fällt mir	☐	☐	☐
Sauber und genau zu arbeiten, fällt mir	☐	☐	☐
Mich ohne Pause zwei Stunden auf eine Aufgabe zu konzentrieren, fällt mir	☐	☐	☐
Mir zwei oder mehrere Arbeitsaufträge gleichzeitig zu merken, fällt mir	☐	☐	☐

Mir Arbeitsaufträge zu merken, die mehrere Teilschritte umfassen, fällt mir	☐	☐	☐
Abwechselnd an verschiedenen Orten zu arbeiten, fällt mir	☐	☐	☐
Mich auf eine neue Aufgabe einzustellen, fällt mir	☐	☐	☐
Bei der Arbeit Gefahren zu erkennen, fällt mir	☐	☐	☐
Zwei Stunden am Stück zu stehen oder zu sitzen, fällt mir	☐	☐	☐
Schwere Dinge zu heben, fällt mir	☐	☐	☐
Mit kleinen Gegenständen zu arbeiten, fällt mir	☐	☐	☐
Ohne ständige Anleitung/Unterstützung zu arbeiten, fällt mir	☐	☐	☐
Meinen Arbeitsplatz in Ordnung zu halten, fällt mir	☐	☐	☐
Pünktlich zur Arbeit zu kommen, fällt mir	☐	☐	☐
In der Arbeit etwas Neues zu lernen, fällt mir	☐	☐	☐
In der Schule etwas Neues zu lernen, fällt mir	☐	☐	☐
Eine Arbeit mit Kundenkontakt fällt mir	☐	☐	☐
Mir vorzustellen, dass ich in meinem Beruf aufsteigen könnte, fällt mir	☐	☐	☐
Mir vorzustellen, mich beruflich zu spezialisieren, fällt mir	☐	☐	☐

Mir vorzustellen, der Chef zu sein, fällt mir	☐	☐	☐
Mir vorzustellen, andere bei einer Arbeit anzuleiten, fällt mir	☐	☐	☐
Mir vorzustellen, Entscheidungen zu treffen (auch für andere, z.B. Kollegen), fällt mir	☐	☐	☐
Verantwortung zu übernehmen, fällt mir	☐	☐	☐
Zu bemerken, wenn ich eine Pause machen sollte, fällt mir	☐	☐	☐

Self-Assessment – *Umgang mit der Diagnose*

Haben Sie die Diagnose Asperger-Syndrom oder Autismus? ☐ ja ☐ nein
Wissen Sie, was diese Diagnose bedeutet? ☐ ja ☐ nein
Wie lange wissen Sie schon von Ihrer Diagnose? ____________________ Jahre
Wer hat Ihnen die Diagnose mitgeteilt? ____

Wenn Sie die Diagnose erst in den letzten 5 Jahren erhalten haben: Hat sich etwas für Sie verändert? ☐ ja ☐ nein

Wenn ja, was hat sich verändert?

Wie würden Sie das Asperger-Syndrom oder Autismus anderen erklären?

Was hat Ihnen bisher am meisten geholfen, mit dem Leben zurechtzukommen?

Gibt es etwas, was Sie noch über Ihre Diagnose wissen möchten?

2.7 Modifikationen der Prüfungsbedingungen

Zwischen- und Abschlussprüfungen stellen für Menschen mit Autismus in aller Regel eine sehr große Hürde dar, die über die übliche Prüfungsbelastung hinausgeht. Dies hat verschiedene Ursachen. Zum einen ist eine Prüfungssituation deshalb stressintensiv, weil Ablauf und Fragen für die Prüflinge nur wenig vorhersehbar sind. Sie werden zudem mit unbekannten Personen (Prüfer) in teils unbekannten Örtlichkeiten (Handwerkskammer o.Ä.) konfrontiert. Zum anderen sind die Prüfenden i.d.R. nicht mit den prägenden Aspekten des Behinderungsbildes Autismus vertraut. So besteht die Gefahr, dass es zu Missverständnissen und Fehlinterpretationen typischer Verhaltensweisen des Prüflings kommen kann. Inadäquate, unübliche soziale Auffälligkeiten des Prüflings (z.B. Stereotypien, unangemessene Äußerungen in Mimik und Gestik etc.) können zur Irritationen führen und negative Auswirkungen auf die Beurteilung haben. Aus diesen Gründen sind bei der Prüfung von Menschen mit Autismus einige Hilfestellungen zu gewähren, um Ihnen eine faire Prüfung unter Berücksichtigung ihrer behinderungsspezifischen Defizite zu ermöglichen.

Das Bundesinstitut für Berufsbildung hat diverse Vorschläge für einen Nachteilsausgleich bei behinderten Prüfungsteilnehmerinnen und Prüfungsteilnehmer (KEUNE; FRONENBERG 2004) erarbeitet und publiziert. Es handelt sich dabei um ein Handbuch mit Fallbeispielen und Erläuterungen für die Prüfungspraxis. Dieses Handbuch wurde neu aufgelegt und um Hinweise für den Personenkreis von Menschen mit Autismus erweitert. Diese Publikation empfiehlt bei Menschen mit Autismus:

- in mündlichen Prüfungen die Möglichkeit zur schriftlichen Beantwortung zu gewähren,
- bei Bedarf eine Vertrauensperson zuzulassen, die auch die Fragen verständlich (um)formuliert,
- die Prüfungszeit bei Bedarf zu verlängern, insbesondere in Anbetracht dessen, dass die Verarbeitungsgeschwindigkeit von Informationen bei Menschen mit Autismus herabgesetzt ist,
- die Möglichkeit zu geben, kurzfristig den Prüfungsraum zu verlassen und zusätzliche Pausen einzulegen,
- die Prüfungen in einem separaten Raum abzuhalten (ggf. mit Begleitperson). U.U. empfiehlt sich ein abgeschirmter Prüfungsplatz. Menschen mit Autismus werden z.B. in ihrer Leistungsfähigkeit enorm

beeinträchtigt, wenn Sie in einem größeren Saal zusammen mit vielen Prüflingen Fragen beantworten sollen,

- die Fragestellung visuell erfassbar aufbereiten,
- mechanische oder personelle Kommunikationshilfen zuzulassen (z.B. Laptop; FC),
- die einzelnen Prüfungsaufgaben in zeitlich aufeinander folgenden Abständen und nicht gleichzeitig vorzulegen,
- die Unterstützung und die Abstimmung von Rahmenmodalitäten bei Prüfungen durch eine autismuskundige Person bereits im Vorfeld der Prüfung.

In den uns bekannten Fällen wurden die nötigen und beantragten Modifikationen für Prüflinge von den Handwerks-, Industrie- und Handelskammern weitgehend genehmigt. Die Hinweise zur Prüfungsmodifikation haben sich bereits als bedeutsam und sehr hilfreich erwiesen. Die Prüfer zeigen sich in aller Regel gegenüber Hilfestellungen, Informationen und Aufklärung über Menschen mit Autismus offen und schätzen die Unterstützung. Vor einer Prüfung empfiehlt sich, eine Beantragung bei der zuständigen Handwerks- oder Industrie- und Handelskammer unter Verweis auf den jeweiligen Passus in der Nachteilsausgleichbroschüre vorzunehmen.

2.8 Wo leben erwachsene Menschen mit Autismus in Deutschland?

2.8.1 Zur Wohnsituation von Menschen mit Autismus

Im Rahmen des Projekts zur beruflichen Förderung von jungen Menschen mit ASD wurden mehrere Nachbefragungen durchgeführt. Dabei wurde offenkundig, dass nach Abschluss der berufsbildenden Maßnahmen ein großer Teil der Befragten in ihre Herkunftsfamilie zurückkehrt und auch – nach 1- bis 3-jähriger Trennung und Selbstständigkeitsentwicklung – keine eigenständige Lebensform oder eine institutionelle bzw. betreute Wohnform bevorzugt. Der größte Teil von ihnen lebt auch noch als Twen zu Hause.

Dies steht in deutlichem Kontrast zu den von KLICPERA /KLICPERA-GASTEIGER (vgl. 2004 a, 155) unter Berufung auf einzelne angloamerikanische Studien referierten Erkenntnissen, dass zwischen dem 20. und 30. Lebensjahr noch 50 % bei den Eltern, jenseits des 30. Lebensjahres (vgl. KLICPERA/KLICPERA-GASTEIGER 2004 b, 153) jedoch bereits 70 % der Erwachsenen nicht mehr bei den Eltern leben. Gleichfalls wurde bislang davon ausgegangen, dass ein selbstständiges Leben nur für sehr wenige Menschen erreichbar wäre (vgl. HOWLIN 2000) und für Heranwachsende bereits früh in Einrichtungen der Behindertenhilfe um einen Wohnplatz nachgesucht würde. Schließlich gelten nur ein bis zwei Prozent der Population im Erwachsenenalter als nahezu unauffällig (vgl. REMSCHMID 2000, 40). Noch vor 20 Jahren gelangte SHERMAN (nach KLICPERA 2004 b, 145) zu der Erkenntnis, die Wahrscheinlichkeit einer außerfamiliären Unterbringung bei Menschen aus dem autistischen Formenkreis sei dreimal größer als bei Personen mit einer geistigen Behinderung, da die erheblichen Verhaltensprobleme zu einer Überforderung der Angehörigen führten. Damals galt die Unterbringung in einer stationären Wohnform der Behindertenhilfe als zentrale Alternative. Seitdem haben sich die Rahmenbedingungen aufgrund der Dezentralisierungs- und Ambulantisierungsprozesse in den einzelnen westeuropäischen Ländern z.T. nachhaltig verändert (vgl. DALFERTH 1999 / THEUNISSEN 2006). Zum anderen gab es auch damals schon gegenläufige Hinweise, demnach etliche Menschen aus dem autistischen Formenkreis relativ lange bei den Eltern leben (vgl. RUMSEY et.al. 1985)

Nun haben sich die Erkenntnisse über Menschen mit Autismus Verlauf der letzten Jahre dahingehend erweitert, dass erheblich mehr (bis zu 62 von 10000) als lange Zeit angenommen von dieser Behinderung betroffen sind und zudem von einem breiten Spektrum der Behinderung auszugehen ist. Menschen mit ASD sind dementsprechend im Wohnbereich und in der Lebensgestaltung in unterschiedlichem Ausmaß auf unterstützende Hilfen angewiesen (vgl. RITVO et al. 1994).

Es gilt festzustellen, dass eine angemessene Förderung und therapeutische Unterstützung im Verlauf der letzten zwei Jahrzehnte dazu geführt haben, dass bei diesem Personenkreis die Anpassungsbereitschaft erhöht und das Ausmaß an Verhaltensauffälligkeiten verringert werden konnte. Die verbreitete Annahme, dass erwachsene Menschen mit Autismus – im Vergleich mit anderen behinderten Menschen – eine besonders ungünstige Prognose haben, deshalb schon früh das Elternhaus verlassen müssen und vollstationärer Heimbetreuung bedürfen, gilt daher als obsolet. Das Erwachsenwerden von Menschen aus dem autistischen Spektrum ist jedoch nicht nur für die Absolventen, sondern zunächst für die Angehörigen mit der Klärung verschiedener Fragen verknüpft, die sich auf die Gestaltung der Zukunft richten: Wo sollen die erwachsenen Familienangehörigen mit Autismus einmal leben, werden sie einer Arbeit nachgehen, einen Beruf ausüben, sich selbst unterhalten können, unabhängig werden oder dauerhaft die Unterstützung der Angehörigen bzw. der Gesellschaft benötigen? Die Frage nach der Lebensperspektive der autistischen Erwachsenen erschöpft sich damit nicht allein im Ausloten der individuellen Möglichkeiten. Sie bleibt immer unmittelbar auch mit der Lebensplanung von Eltern und Angehörigen verknüpft. Insofern steht die Entwicklung einer Wohn- und Lebensperspektive der Erwachsenen mit Autismus von vier Bestimmungselementen in Abhängigkeit:

Selbstständigkeitsentwicklung
Zunächst gilt es, Art und Ausmaß der individuellen Entwicklung, das erreichte Ausmaß an Selbstständigkeit und den Schweregrad der Behinderung zu berücksichtigen.

Wohn- und Lebensvorstellungen der Eltern
Des Weiteren muss in Betracht gezogen werden, dass in sämtliche Entscheidungen über die Zukunft der autistischen Angehörigen auch die Vorstellungen der Eltern eingehen. Ob ein anthroposophisches oder konfessionsgebundenes Heim, eine Wohngruppe in der Gemeinde oder ein Bauernhof auf dem Land, ob eine Arbeit in der WfbM oder auf dem allgemeinen Arbeitsmarkt angestrebt wird, all dies setzt voraus, dass sie hierin eine sinnvolle Lebensperspektive erkennen und sich mit der Betreuungsform einverstanden erklären können.

Wünsche und Lebensentwürfe der autistischen Menschen
Selbstverständlich gilt es, die Vorstellungen, Wünsche und Interessen der Absolventen zu erfragen und zu berücksichtigen, insoweit sie sich dazu äußern können.

Einrichtungen und Dienste
Doch last but not least hängt die individuelle Zukunftsgestaltung vor allen Dingen davon ab, ob überhaupt die erwünschten Wohn- und Betreuungsformen zur Verfügung stehen, die den Absolventen eine angemessene berufliche und private Perspektive zu eröffnen vermögen.

Die Wahl des Wohnortes im Erwachsenenalter ist damit keineswegs allein von den individuellen Wünschen, dem Hilfebedarf und den familiären Ressourcen in Abhängigkeit zu sehen, sondern auch von den Betreuungsalternativen, die sich außerhalb der Familie eröffnen. Gleichfalls hängt die Wahl des außerfamiliären Wohnortes und der Betreuungskonstellation auch von der Bereitschaft des autistischen Erwachsenen und seiner Familienangehörigen ab, sich mit einer wie auch immer gearteten Wohn- und Lebensform zu arrangieren. Dabei spielt heute eine zentrale Rolle, dass die Angehörigen sehr wohl in Erwägung ziehen, ob und inwieweit die gegenwärtigen Formen des institutionellen oder betreuten Wohnens der Lebensqualität, die in der Familie gewährt werden kann, entsprechen können.

Bereits in den 90er Jahren wurden demzufolge vom Bundesverband Autismus Deutschland Standards für die Arbeit in trägereigenen Wohnstätten für Autismus entwickelt. Gleichfalls finden sich bei KLICPERA/KLISPERA-GASTEIGER (vgl. 2004 a & b) und bei THEUNISSEN (vgl. 2007) vielfältige Hinweise zur Sicherung der Lebensqualität in Wohnformen für Menschen mit Autismus und Argumente für bzw. gegen autismusspezifische außerfamiliäre Wohnformen. Umfassende Erkenntnisse zur Wohnsituation von Menschen mit ASD in Deutschland liegen indes bislang nicht vor. So gibt es gegenwärtig keinen Überblick, in welchen Einrichtungen, in welchen Wohnformen Erwachsene mit ASD leben und welche Wohnstandards, welche Unterstützungsmöglichkeiten ihnen garantiert werden können.

Viele Familien mit Erwachsenen suchen jedoch händeringend nach einer geeigneten Wohnalternative. Bei Angehörigen mit schweren und mehrfachen Beeinträchtigungen erleben die Familien, dass etliche der angefragten Einrichtungen sich überfordert fühlen und eine Aufnahme ablehnen. Erwachsene mit moderaten Beeinträchtigungen und einem fakultativen Hilfebedarf, die sich den Übergang in eine selbstständigere Wohnform wünschen, müssen feststellen, dass es in Deutschland – im Vergleich zu anderen Gesellschaften – ein erhebliches Defizit an gemeinwesenintegrierten betreuten Wohnformen gibt (vgl. THEUNISSEN 2007, 198).

2.8.2 Befragung zur Wohnsituation von Menschen mit Autismus im Bundesgebiet

Im Rahmen der Projektarbeit wurde daher beschlossen, eine Erhebung zur Wohnsituation der Erwachsenen mit Autismus in Kooperation mit dem Bundesverband Autismus Deutschland e.V. in Form einer Online-Befragung via Fragebogen durchzuführen. Der Fragebogen wurde an alle Autismus-Therapie-Zentren (ATZ), Autismus-Ambulanzen (AA), Regional- und Landesverbände (RLV) des Verbandes Autismus Deutschland e.V. im Bundesgebiet versandt. Zunächst wurde die Anzahl der über 18-jährigen Personen mit Autismus erfragt, über die die ATZ/AA/RLV Auskunft geben konnten, da sie dort über etliche Jahre Betreuung erfuhren. Da die Wohnform auch in Abhängigkeit von der spezifischen Ausprägung der Behinderung zu betrachten ist, wurde die Wohnsituation in Verbindung mit dem jeweiligen Diagnosetyp eruiert. Allgemein konnte zwischen Personen mit Kanner-Syndrom, Asperger-Syndrom (incl.

High-Functioning-Autism, Teilautismus, autistischen Zügen etc.) und Personen, bei denen eine genaue Diagnose nicht (mehr) erinnert werden konnte, differenziert.

Es galt in Erfahrung zu bringen, wie viele der ihnen bekannten Personen zwischen 18 und ca. 45 Jahren bei den Eltern, in Vollzeiteinrichtungen oder in Betreuten Wohnformen etc. leben. Gleichfalls wurde um eine Konkretisierung der jeweiligen Wohnform gebeten.

Befragungsergebnisse
Insgesamt konnte vonseiten der ATZ/AA/RLV über 421 Personen über 18 Jahre mit Autismus Auskunft gegeben werden. Der Rücklauf aus dem Bundesland Hessen über den Verbleib von knapp 150 Personen fiel überproportional ins Gewicht. Differenziert nach Diagnose ergibt sich folgendes Bild:

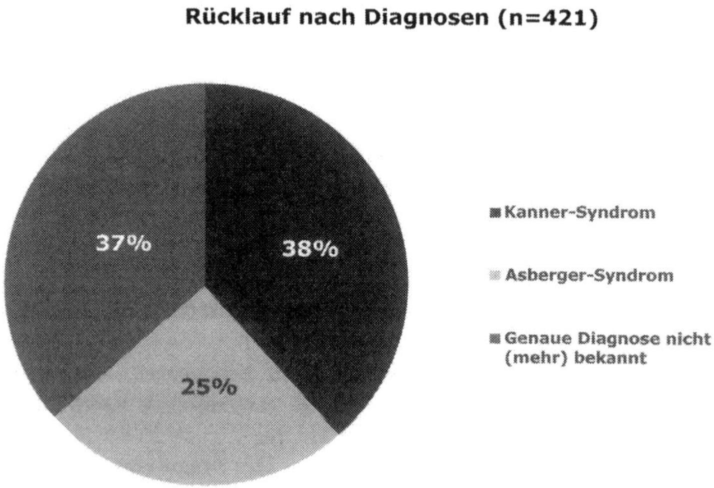

Abbildung 8: Rücklauf nach Diagnose

Betrachtet man die Wohnsituation unabhängig der Art der Diagnose, ergibt sich das folgende Bild

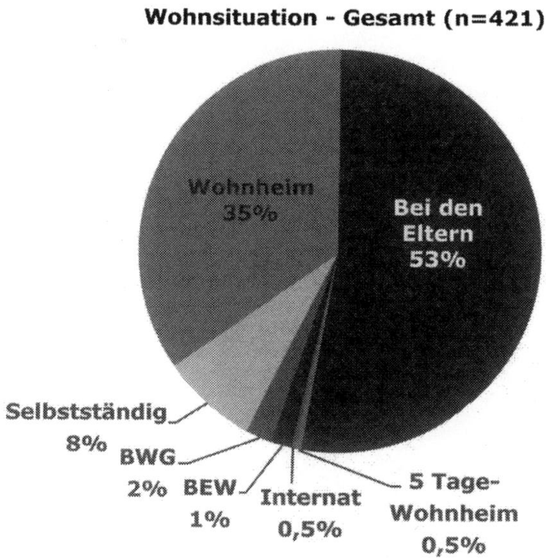

Abbildung 9: Wohnsituation – Gesamt (BEW= Betreute Wohngemeinschaft / BEW = Betreutes Einzelwohnen)

Überraschend hoch ist der Anteil an Personen, die als Erwachsene immer noch im Elternhaus leben. Demgegenüber fällt ins Auge, dass lediglich 4 % ihren Lebensmittelpunkt in Betreuten Wohnformen finden konnten.

Differenziert man die Wohnformen nach Art der Diagnose und damit nach dem potenziellen Hilfe- und Betreuungsbedarf, so treten erhebliche Unterschiede zu Tage.

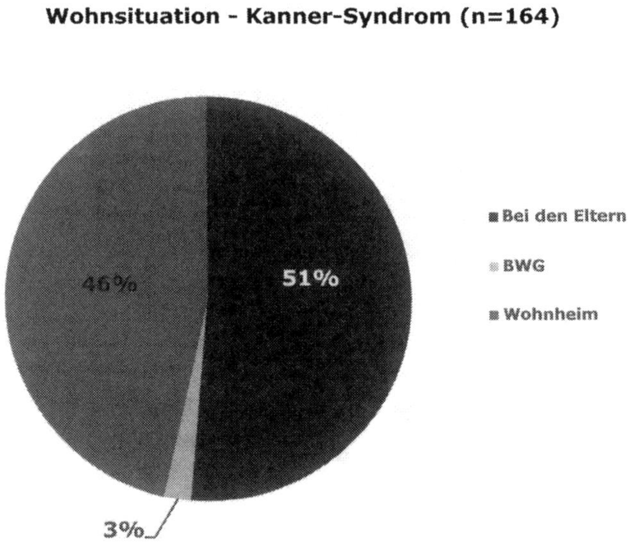

Abbildung 10: Wohnsituation bei Menschen mit Kanner-Syndrom (BWG = Betreute Wohngemeinschaft)

Bei Personen mit Kanner-Syndrom wird erkennbar, dass neben dem Elternhaus das Wohnheim mit einer Betreuung über Tag und Nacht die einzige Alternative zu sein scheint.

Von den Erwachsenen mit Asperger-Syndrom leben nur 18 % im Wohnheim. Demgegenüber werden Betreute Wohnformen, auch in teilstationärer und Internatsform, als Wohnmöglichkeit außerhalb des Elternhauses deutlich bevorzugt.

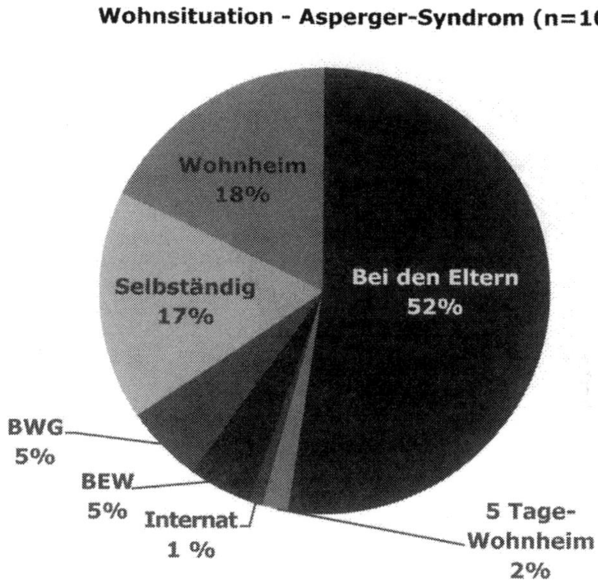

Abbildung 11: Wohnsituation bei Menschen mit Asperger-Syndrom

Während der Hilfebedarf von Menschen mit Kanner-Syndrom ein völlig selbstständiges Leben auszuschließen scheint, wird bei Erwachsenen mit Asperger-Syndrom angegeben, dass immerhin 17 % selbstständig leben! Bei diesem hohen Ausmaß an Selbstständigkeit irritiert allerdings, dass in beiden Diagnosegruppen der Anteil der Personen, die jenseits des 18. Lebensjahres nach wie vor bei den Eltern wohnen, mit 51 % bzw. 52 % nahezu identisch ist.

Die Wohnsituation der Personen, deren Autismusdiagnose zum Zeitpunkt der Nachbefragung nicht mehr genau bekannt war, spiegelt weitgehend die bereits dargestellte Differenzierung.

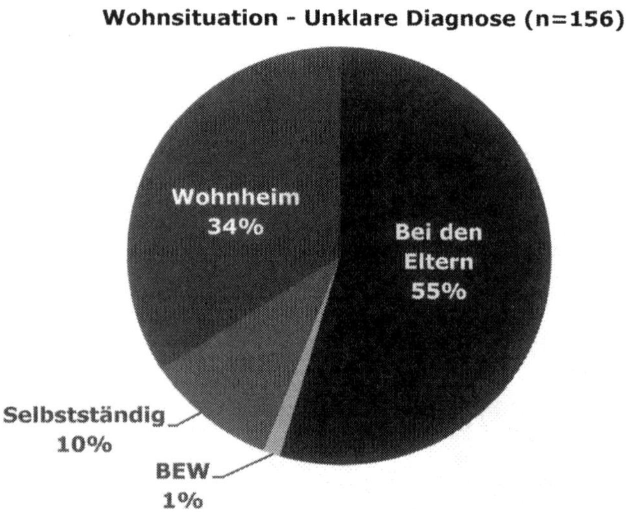

Abbildung 12: Wohnsituation bei Menschen mit unklarer Diagnose

Die Werte beim selbstständigen Wohnen und in stationären Wohnformen befinden sich ungefähr in der Mitte zwischen den Werten der bereits vorgestellten Diagnosen. Es sind keine Trends festzustellen.

Schlussfolgerungen
Der größte Teil der Probanden befindet sich zwischen dem 20. und 30. Lebensjahr. Zieht man internationale Daten (z.B. HOWLIN 1997, 2000 a & b) zum Vergleich heran, fällt auf, dass in Deutschland mehr Menschen (mit Asperger-Syndrom), als aufgrund der internationalen Vergleichsdaten zu erwarten wäre, als „selbstständig lebend" genannt werden. Andererseits ist der Anteil der Menschen, die noch zu Hause (und nicht in stationären Einrichtungen) leben, wesentlich höher als erwartet.

Dies lässt sich auf verschiedene Entwicklungen zurückführen:

- Zunächst spiegelt sich in Familien mit autistischen Angehörigen auch ein gesellschaftlicher Trend wider, demzufolge junge Erwachsene wesentlich länger als noch vor 30 Jahren in der Herkunftsfamilie leben. Das durchschnittliche endgültige Auszugsalter der nichtbehinderten männlichen Kinder liegt bei 25, bei den weiblichen bei 22 Jahren.
- Es ist nicht auszuschließen, dass die Beteiligung der Angehörigen an den hohen Kosten bei einer stationären Unterbringung in einer Wohnstätte über Tag und Nacht eine Rolle spielt, die auch bei schwer- und mehrfachbehinderten Angehörigen durch die Pflegegelder nicht allein gedeckt werden können und zu denen anteilig auch die Eltern von behinderten Kindern herangezogen werden.
- Vor allen Dingen verweist jedoch der hohe Anteil der Erwachsenen, die noch in der Herkunftsfamilie leben, auf ein augenfälliges Defizit an geeigneten Wohnformen für diesen Personenkreis.
- Viele Angehörige halten eine Unterbringung in traditionellen vollstationären Einrichtungen für nicht mehr zeitgemäß. Zudem lassen sich zu wenige Einrichtungen finden, die ihre Betreuungskonzeptionen nachvollziehbar an den Bedürfnissen der Klientel mit Autismus orientieren. Der Mangel an gemeinwesenintegrierten, überschaubaren betreuten Wohnformen kann durch die Wohninitiativen der Regionalverbände allein nicht ausgeglichen werden.
- Insbesondere für Erwachsene mit Asperger-Syndrom ergibt sich eine problematische Situation, da sie für eine Intensivbetreuung in einem Wohnheim zu selbstständig, für ein völlig unabhängiges Wohnen jedoch nicht autonom genug sind (vgl. PREIßMANN 2008, 17).
- Da Menschen mit Autismus selbst wenig Eigeninitiative für ein außerfamiliäres oder selbstständigeres Leben entwickeln, bedeutet dies für die Angehörigen nicht ein kulturübliches „Loslassen“, sondern erfordert „aktives Weggeben“ (KLAUS 2006, 178). Die Initiative bleibt damit in aller Regel den Angehörigen vorbehalten und provoziert Schuldgefühle. Schließlich können sie nicht sicher sein, ob die erwachsenen Söhne oder Töchter wirklich die Trennung wollen. Zudem wird befürchtet, diese Initiative könnte bei der Umwelt den Eindruck erwecken, die Eltern wollten sich ihrer Verantwortung entledigen.

Fazit und Empfehlungen

- Da die Betreuungsmöglichkeiten der Erwachsenen im Elternhaus keine längerfristige Perspektive darstellen, wird es dringend erforderlich, im Verlauf des nächsten Jahrzehnts angemessene Wohnalternativen zu entwickeln sowie Angehörige wie Betroffene dabei zu begleiten, eine ihnen entsprechende Wohnform ausfindig zu machen und den Übergang in eine neue Wohn- und Lebensform zu bewältigen.

- Damit entsteht einerseits ein Unterstützungsbedarf bei den Eltern, die genannten Dilemmata zu bewältigen und sie darin zu unterstützen, ihre Rolle bei der Forcierung dieses Ablösungsprozesses aktiv ausfüllen zu können.
- Zum anderen ist der Assistenzbedarf für Menschen mit Autismus beim Übergang in außerfamiliäre Wohnformen und bei der Entwicklung einer Lebensperspektive nicht unerheblich. Die mangelnde Fähigkeit zur zentralen Kohärenz, begrenzte Phantasie und Vorstellungsvermögen eines noch nicht gelebten Lebens und die Beschränkung der Fähigkeit, eigenständige Entscheidungen zu fällen, hindert sie daran, sich ein außerfamiliäres Leben in eigenständigen oder betreuten Wohnformen realistisch vorstellen und diese als Alternative in Erwägung ziehen zu können. Zudem gelingt es ihnen nicht ohne Weiteres, latente Ablösungswünsche oder Verselbstständigungsinteressen zu formulieren oder um Hilfe bei der Umsetzung zu bitten (vgl. PREIßMANN 2008, 18).
- Dies bringt es mit sich, dass ein Wechsel der Erwachsenen in eine externe Wohnform systematisch vorbereitet und begleitet werden muss, weil ein abrupter Wechsel zu einem späten Zeitpunkt aufgrund einer familiären Notlage für alle Beteiligten eine erhebliche Belastung darstellt.
- Es gilt, diesbezüglich die neuen Möglichkeiten durch die Inanspruchnahme eines persönlichen Budgets sorgfältig zu prüfen.
- Der Online-Service sollte bundesweit bekannt gemacht und sukzessive aktualisiert werden (siehe Kap. 12.6).
- Es wäre wünschenswert, durch die Nutzer ein System der Bewertung verschiedener Wohneinrichtungen einzuführen, um eine stärkere Orientierung an den Bedürfnissen der Bewohner zu garantieren.

Nachfolgend sollen die gegenwärtigen außerfamiliären Wohnformen kurz skizziert werden.

2.8.3 Wohnformen für Erwachsene aus dem Autismusspektrum

- Selbstständiges Wohnen
- Betreutes Einzelwohnen
- Trainingswohngruppen

- Vollzeiteinrichtungen (Innen- und Außenwohngruppen)
- Betreute Wohnformen, gemeinwesenintegrierte Wohngemeinschaft und Kleinstheime

Selbstständiges Wohnen
„Nicht ganz selbstständig und doch selbstbestimmt sein" (GÖDECKER 2008, 15). Es ist nicht einfach, Art und Ausmaß des selbstständigen Wohnens zu bestimmen, da auch nicht behinderte Erwachsene selbstverständlich die Hilfe und Unterstützung ihrer Angehörigen in unterschiedlichem Ausmaß in Anspruch nehmen, auch dann, wenn sie formal alleine leben. Zudem ist darauf zu verweisen, dass die Nutzung von Netzwerken (z.B. Nachbarschaftshilfen) respektive in Kleinfamilien, bei Alleinerziehenden etc. eine unverzichtbare Voraussetzung darstellt, in einer individualisierten Gesellschaft zurechtzukommen.

„Selbstständigkeit" bleibt damit eine relative Größe und sollte nicht mit völliger materieller, kommunikativer, lebenspraktischer und sozialer Unabhängigkeit gleich gesetzt werden. Das selbstständige Wohnen und Leben von Menschen mit Autismus impliziert zunächst die Nutzung der für alle Bürger verfügbaren Unterstützungsmöglichkeiten. Erschwert wird jedoch die Inanspruchnahme aufgrund der Kommunikations- und Kontaktprobleme, gleichfalls erscheint die Gefahr der Isolation beim Alleinleben erheblich erhöht.

Es wird aufgrund der therapeutischen Förderung sicherlich in der Zukunft mehr Menschen geben, die mit Asperger-Syndrom oder HF Autismus selbstständig und in einer eigenen Wohnung leben können, in eine berufliche Tätigkeit eingebunden sind und im Großen und Ganzen ihre Angelegenheiten ohne fremde Hilfe erledigen können. Allerdings ist damit die Gefahr der Vereinsamung, der subjektiven Überforderung, der Entwicklung von depressiven Zustandsbildern, von Krisensituationen gegeben, wenn es nicht gelingt, sie in ein tragfähiges Netzwerk in der Gemeinde einzubinden. Daher benötigen die allermeisten eine Ansprechperson, die bei der Organisation von Alltagsproblemen oder der Erschließung von Netzwerken als Mittler zur Verfügung steht. Dies gilt es auch vor dem Hintergrund zu betrachten, dass die wenigsten mit einem/einer Partner/in zusammen leben können.

Betreutes Einzelwohnen
Für den Personenkreis, der eine relative Selbstständigkeit erreicht hat, jedoch auf Unterstützung in verschiedener Hinsicht angewiesen bleibt, bietet das „Betreute Wohnen" (BW) oder „Ambulant betreute Wohnen" (ABW) eine geeignete Lebensform. Es handelt sich hier um eine mobil-

ambulante Form der Unterstützung für Erwachsene aus dem autistischen Formenkreis, die auf eine Versorgung über Tag und Nacht nicht angewiesen sind und sich in einer Wohngemeinschaft nicht wohlfühlen, da sie in der Freizeit Reizarmut und Rückzugsmöglichkeiten bevorzugen. Sie sind zwar in der Lage, die laufenden Alltagsgeschäfte weitgehend selbsttätig zu erledigen, benötigen jedoch mehrmals in der Woche für 3–8 Stunden, variabel je nach Unterstützungsbedarf, die Hilfe einer Bezugsperson oder einer sozialpädagogischen Fachkraft.

Diese berät oder begleitet bspw. bei Ämterkontakten, in der Tagesstrukturierung, bei der Haushaltsführung (Müllentsorgung, Wäsche waschen, Wohnung reinigen), bei lebenspraktischen Aufgaben, der Selbstbesorgung (Hygiene, Bekleidung), bei finanziellen Regelungen, bei Fragen der beruflichen Tätigkeit, bei der Freizeitgestaltung und privaten Planungen. Sie unterstützt und entlastet im Umgang mit Veränderungen und berät die Bewohner, welche Aufgaben in welcher Reihenfolge zu erledigen sind, wenn sie eine eigenständige Priorisierung von Aufgaben nicht vornehmen können.

Häufig werden diese Hilfen über lange Zeit von Familienangehörigen gewährt. Krisensituationen bzw. ein Handlungsbedarf entsteht, wenn die Hauptbetreuungsperson plötzlich – aus gesundheitlichen Gründen – nicht mehr zur Verfügung steht. Es macht daher Sinn, rechtzeitig einen außerfamiliären sozialen Betreuer für diese unverzichtbaren Serviceleistungen in Anspruch zu nehmen (vgl. HOWLIN 1997, 264). Diese mobil-ambulante Betreuung sollte immer, auch in Notsituationen am Wochenende, telefonisch zu erreichen sein und durch ein und dieselbe Fachkraft erfolgen.

Trainingswohngruppen

Um den Übergang aus einer versorgten Situation zu Hause in eine unabhängigere Wohnform vorzubereiten, haben sich Trainingswohngruppen als sinnvoll erwiesen. Das unabhängigere Leben kann im Rahmen einer überbetrieblichen Ausbildungsmaßnahme (BBW) in den Internaten während der Berufsausbildung erfolgen oder – bei Heranwachsenden mit höherem Unterstützungsbedarf / Kanner-Syndrom – in den Trainingswohngruppen, die einer WfbM oder einer Sonderschule angeschlossen sind. Diese Wohnformen haben den Charakter eines Übungsfeldes. Hier können Menschen aus dem autistischen Spektrum lernen, die wiederkehrenden Aufgaben des täglichen Lebens, Zubereitung der Mahlzeiten, lebenspraktische Aufgaben, Aufräumen, Müll entsorgen, Wäsche waschen, Saubermachen etc. mit Hilfe des unterstützenden Personals erlernen. Methodische Grundlage bildet hier wiederum das TEACCH Konzept. Internate, Übergangswohngruppen oder Tagesgruppen gelten als Übungsfelder für die Erwachsenen, für die eine externe Wohnform angestrebt wird, ohne dass Voraussagen darüber möglich sind, in welchem Umfang sie nach der Übungsphase noch Unterstützung benötigen.

Vollzeiteinrichtungen über Tag und Nacht

Die große Mehrheit der erwachsenen Menschen mit Kanner-Syndrom wird im Erwachsenenalter auf eine Wohnform innerhalb oder außerhalb einer Vollzeiteinrichtung angewiesen sein. Hier bieten sowohl diverse Träger der Behindertenhilfe als auch Elterninitiativen und -verbände Wohnplätze an. In diesen traditionellen Heimeinrichtungen besteht für Menschen mit Autismus die Möglichkeit, mit sechs, acht, zehn oder zwölf Menschen in behinderungshomogenen oder heterogenen Gruppen zusammenzuleben. Die Lebensbedingungen und die Lebensqualität für die dort lebenden Menschen können keinesfalls pauschalisiert beurteilt werden, da die meisten Einrichtungen im Verlauf der letzten Jahrzehnte eine Binnendifferenzierung erfuhren und sich bemühen, Alltagsabläufe an die heutigen Erfordernisse und an adäquate gesellschaftlich übliche Lebensformen anzupassen.

Dennoch bleibt darauf hinzuweisen, dass im internationalen Maßstab normalisiertes und weitgehend selbst bestimmtes Leben bedeutet, in Wohngruppen mit drei, maximal sechs Plätzen zu wohnen (vgl. THEUNISSEN 2008, 197). Die Realisierung dieser Rahmenbedingungen stößt in Deutschland bereits schon aus Kostengründen an erhebliche Grenzen. So leben 78 % aller institutionell betreuten Erwachsenen mit einer geistigen oder autistischen Behinderung in Wohnformen mit über 40 Plätzen. Die meisten Einrichtungen bieten allerdings nicht nur rundum Versorgung und Wohnmöglichkeiten, sondern auch Arbeitsmöglichkeiten im Arbeits- oder im Förderbereich einer angeschlossenen WfbM an. Um herauszufinden, ob eine Wohneinrichtung als sinnvoller Lebensort in Frage kommt, sollte vor Ort unter Berücksichtigung einer ganzen Reihe eine kritische Bestandsaufnahme vorgenommen werden.

Gleichfalls in Frage kommen überschaubare Wohn- und Vollzeitlebensformen für Menschen aus dem autistischen Spektrum mit einem erhöhten Unterstützungs- und Schutzbedarf wie

- Farmprojekte, Bauernhöfe
- Einrichtungen, Kleinstheime der Regionalverbände oder privater Träger
- Camphill-Einrichtungen anthroposophischer Ausrichtung.

Diese Einrichtungen gewinnen durch die besonderen geeigneten Rahmenbedingungen, die Überschaubarkeit und die Betreuungsintensität, die dort gewährleistet werden kann, das ländliche Umfeld, die Betätigungsmöglichkeiten in Haus und Garten und das Erleben der natürlichen Lebenszusammenhänge für autistische Menschen an Bedeutung. Die am häufigsten geäußerten Bedenken bestehen darin, dass diese Wohnformen eine Enklave, eine eigene Welt in der Gesellschaft darstellen. Dies gilt in der konsequentesten Form insbesondere für anthroposophische Camphill-Einrichtungen. Diese Abgeschiedenheit hat sowohl Vor- wie Nachteile: Sie bietet auf der einen Seite ein spezifisch gestaltetes Lebensumfeld, das sich an den Bedürfnissen der Bewohner orientiert, zum anderen behindert sie die Inklusion und das Zusammenleben von behinderten und nicht behinderten Menschen in der Gemeinde mit allen potenziellen Möglichkeiten, aber auch Unzulänglichkeiten, Verwerfungen und Gefahren, die durch Verkehr, Kommunikationsverarmung, Individualisierung, Leistungs- und Konsumorientierung u.Ä. entstehen.

Betreute Wohngruppen und Wohngemeinschaften
Internationale Erfahrungen zeigen: Autistische Menschen fühlen sich in einer kleinen, überschaubaren Lebensform, eingebettet in eine Gemeinde, am wohlsten. Daher gewinnen – in Orientierung am skandinavischen Modell – gemeinwesenintegrierte Wohnformen, das sind kleine, überschaubare Einheiten, fachlich betreute Wohngemeinschaften in den Gemeinden für eine Gruppe von 4–6 Bewohnern, an Bedeutung. International unterscheidet man zwischen kleinen Wohngemeinschaften mit 1–3 Plätzen und größeren Wohngemeinschaften mit 3–6 Plätzen. Größere Einrichtungen beschränken, so die internationalen Erfahrungen (vgl. THEUNISSEN 2006, 197), die Verhaltensspielräume und das Ausmaß an Selbstbestimmung erheblich.

Die Vorteile kleiner Einheiten liegen auf der Hand. Sie gewährleisten – gegenüber Vollzeiteinrichtungen der Behindertenhilfe – mehr Überschaubarkeit und Ruhe, sie benötigen weniger Personal, gewährleisten eine größere personelle Stabilität und Kommunikationsdichte, sie ermöglichen durch die geographische Integration in eine natürliche Wohngegend und eine geeignete Infrastruktur mehr Chancen auf soziale Teilhabe am Leben der Gemeinde. So besteht die Möglichkeit, am Leben der übrigen Gemeindebewohner (Markt, Cafe, Einkaufen, Feste, Feiern, Sportvereine, Bildungsangebote, Kirche) teilzunehmen. Gleichfalls gewährleistet die Binnenstruktur einer Wohneinheit mit Gemeinschafts- und Gruppenräumen Schutz vor der Einsamkeit und ermöglicht dauerhafte Beaufsichtigung.

Sie können Menschen mit Autismus eine dauerhafte Lebensgemeinschaft bieten, in denen originäre Bedürfnisse nach Sicherheit, Geborgenheit, Rückzugsmöglichkeiten, Kommunikation und soziale Integration Berücksichtigung finden. Bei der Gestaltung der Wohnformen (Einzelzimmer, Doppelzimmer) kann auf individuelle Bedürfnisse eingegangen werden. Erforderliche therapeutische Angebote gilt es extern zu organisieren. Diese Wohnformen zeichnen sich aus durch bauliche Unauffälligkeit, einen selbstverständlichen und nicht künstlichen Lebensrhythmus und ein hohes Ausmaß an kulturspezifischen Wohnstandards. Dem Betreuungs- und Schutzbedarf der Bewohner kann individuell Rechnung getragen werden (Gartenanteil, aber auch Einliegerwohnungen oder Einzelappartements für Bewohner mit geringerem Unterstützungsbedarf). Aus betriebswirtschaftlichen Gründen macht es Sinn, mehrere Einheiten in einem Verbundsystem zu organisieren.

2.8.4 Der Online-Wohnservice

Da gegenwärtig jedoch kein Überblick besteht, welche Wohnformen in Deutschland für diesen Personenkreis angeboten werden, die sich auf ihre Bedürfnisse einstellen, wurde im Projektrahmen eine bundesweite Befragung zu geeigneten Einrichtungen durchgeführt, die in einen Onlineservice-Dienst Eingang fand. Dieser Wohnservice soll dazu beitragen, rechtzeitig geeignete Einrichtungen in der gewünschten Region ausfindig zu machen oder bei einem Mangelbedarf die Entwicklung von tragfähigen und differenzierten Wohnkonzepten anzuregen. Damit wird das Ziel verknüpft, dass Angehörige oder Betroffene sich künftig rasch einen Überblick verschaffen können, welche Wohn- und welche Unterstützungsmöglichkeiten in der jeweiligen Region vorgehalten werden. Die genannten Einrichtungen wurden auf der Internetseite des Berufsbildungswerkes Abensberg (www.bbw-abensberg.de & www.autismus-und-arbeit.de) veröffentlicht und können sukzessive ergänzt werden.

2.8.5 Die Checkliste Wohnformen

Allerdings gilt es zu berücksichtigen, dass nicht alle Einrichtungen und private Initiativen, die Wohnmöglichkeiten für diesen Personenkreis anbieten oder damit werben, auch per se für Menschen mit Autismus geeignet erscheinen. Hinzu kommt, dass der Personenkreis so heterogen ist, dass bei der Auswahl geeigneter Wohnformen auch das Ausmaß des erforderlichen Hilfebedarfs und die Heimatnähe Berücksichtigung finden muss. Eine dezidierte Beurteilung der Wohn- und Lebensqualität ist jedoch ohne genaue und konkrete Kenntnis der genannten Einrichtungen nicht möglich. Daher wurden die Wohnadressen und Kurzinformationen um eine „Kriterienliste Wohnen“ ergänzt. Dieser Fragenkatalog kann zur Beurteilung eines Wohnangebotes herangezogen werden und Gegenstand eines Informationsgespräches in den jeweiligen Einrichtungen sein.

Kriterien zu Auswahl einer geeigneten Wohnform:

Trägerschaft
- Bei welchem Träger ist die Wohneinrichtung angebunden?

Aufnahmekriterien
- Welche Aufnahmekriterien gibt es?
- Gibt es Ausschlusskriterien?
- Ist ein Probewohnen möglich?

Qualität
- Liegen Leistungsbeschreibungen vor?
- Welche Konzepte liegen vor (Wohnkonzept, Pädagogische Konzeption, Haus- und Gruppenordnung)?
- Ist die Einrichtung/Wohnform nach einem Qualitätsmanagementmodell zertifiziert (z.B. DIN ISO, EFQM)?

Lebensweltnähe
- Inwieweit ist die Einrichtung oder Wohnform räumlich und sozial in die Gemeinde oder den Stadtteil eingebunden?
- Gibt es Kontakte zu Nachbarn, Vereinen, Kirchengemeinde etc.?

Infrastruktur
- Befinden sich Einkaufsmöglichkeiten in unmittelbarer Umgebung?
- Welche öffentlichen Verkehrsmittel stehen zur Verfügung oder können genutzt werden (Fahrtakt etc.)?
- Welche Freizeitmöglichkeiten gibt es im Umfeld?

Personenkreis
- Welche Personenkreise (Alter, Geschlecht, Art und Grad der Behinderung) werden in der Wohnform / Einrichtung betreut bzw. wie sind die Gruppen zusammengesetzt (nur Menschen mit Autismus, gemischte Gruppen etc.)?

Autismusspezifische Methoden

- Wird nach ausgewiesenen methodischen Ansätzen (z.B. TEACCH, PECS, FC) gearbeitet?
- Liegen dem Alltagshandeln ausgearbeitete schriftliche Konzepte zugrunde (z.B. Tagesstrukturierung, Visualisierung etc.)?

Angebote

Welche internen Angebote werden in der Einrichtung / Wohnform vorgehalten und welche müssen/können über externe Anbieter erbracht werden?

- Heilpädagogische Angebote
- Psychologische Begleitung
- Ärztliche Versorgung
- Physiotherapie
- Sozialtraining
- Ergotherapie
- Arbeits- und Beschäftigungsmöglichkeiten
- Freizeitangebote
- Wochenendaktivitäten
- Urlaubsmaßnahmen

Partizipation und Mitentscheidung

- Können die Bewohner an Entscheidungen im Wohnbereich partizipieren (z.B. Bewohnerbeirat, Gruppenwechsel, Freizeitmaßnahmen, pädagogisch-therapeutische Maßnahmen)?
- An welchen Entscheidungen werden Sorgeberechtigen/Betreuer beteiligt und in wie weit werden sie in die Arbeit der Wohnform eingebunden (Besuchszeiten, Akteneinsicht, Angehörigentreffen etc.)?

Personal und Betreuungsmodalitäten

- Wie groß ist die Gesamteinrichtung?
- Wie viele Personen leben in der Wohngruppe?
- Wie viel Personal ist für die Wohngruppe zuständig / im ambulanten Bereich die Anzahl der Fachleistungsstunden (wie viele Stunden ist das Personal anwesend)?
- Wie viele Mitarbeiter sind für wie viele Personen mit welcher Stundenzahl zuständig?
- Nehmen die Mitarbeiter Supervisionen in Anspruch?

Betreuungszeiten und Betreuungsumfang:

- Wie sind die Heimfahrten geregelt?
- Wie viele Mitarbeiter sind am Vormittag, am Nachmittag, am Abend und an den Wochenenden und Feiertagen anwesend?
- Wie ist der Tagesablauf organisiert (z.B. gemeinsames Frühstück, Aktivitäten etc.)?
- Gibt es eine Nachtbereitschaft bzw. Nachdienste und für wie viele Personen ist diese zuständig?
- Arbeitet das Betreuungspersonal gruppenübergreifend – d.h., ist das Personal auch noch für andere Gruppen zuständig?

Qualifikation des Personals

- Welche Ausbildung und wie viel Berufserfahrung haben die Betreuer?
- Wurden die Betreuer autismusspezifisch geschult?

Finanzieller Rahmen

- In welcher Höhe müssen Bewohner oder Angehörige Eigenleistungen erbringen?
- Können die Bewohner über Ihre Einkünfte (Arbeitsentgelte, Taschengeld) frei verfügen (z.B. eigenes Konto)?
- Stichwort Persönliches Budget: Werden in der Einrichtung budgetfähige Leistungen angeboten?

Räumlichkeiten

- Gibt es Ein- oder Zweibettzimmer?
- Wie viele Personen teilen sich eine Nasszelle / ein Badezimmer?
- Können die Zimmer frei eingerichtet werden (z.B. eigenes Mobiliar)?
- Wie ist die Wohnraumreinigung / die hauswirtschaftliche Versorgung organisiert (Selbstständig? Reinigungsdienste? Haushaltshilfe?)?
- Gibt es zusätzliche Räumlichkeiten/Anlagen für Freizeit und Therapie (Kegelbahn, Sportplatz)

2.9 Personelle Unterstützung für Menschen mit Autismus am Arbeitsplatz

Bei vielen Betroffenen, Angehörigen und auch Professionellen herrscht eine große Verunsicherung vor, wenn nach bestehenden Möglichkeiten zur personellen Unterstützung von Menschen mit Autismus am Arbeitsplatz gefragt wird. Dies mag in erster Linie damit im Zusammenhang zu sehen sein, dass Personen mit Autismus im Arbeitsleben bislang eine eher untergeordnete Rolle gespielt haben bzw. in zahlreichen Fällen nicht als „Autisten" erkannt wurden. Für Irritation sorgen sicher auch die unterschiedlichen Bezeichnungen oder Begrifflichkeiten, die in diesem Kontext Verwendung finden. Es fällt in der Praxis häufig sehr schwer, eine Abgrenzung zwischen Arbeitsassistenz, Arbeitsplatzassistenz, Job-Coaching, Training on the Job oder auch Berufsbegleitung zu treffen.

Aus den dargelegten Gründen wurde im Rahmen des Projektes ein Merkblatt erarbeitet, in dem die wichtigsten Möglichkeiten, personelle Unterstützung am Arbeitsplatz zu erhalten, zusammengetragen und an Beispielen verdeutlicht wurden. Unbestritten ist, dass eine ganze Reihe von Menschen mit Autismus in der Lage ist, eine Ausbildung zu absolvieren. Demzufolge werden sie in den kommenden Jahren auf dem Arbeitsmarkt eine zunehmende Rolle spielen, wie die Absolventenzahlen nachhaltig belegen. Nicht immer werden Arbeitnehmerinnen und Arbeitnehmer mit Autismus ohne Hilfe und Unterstützung am Arbeitsplatz zurechtkommen können. Und in einigen Fällen werden sie auch Hilfe in Form von personeller Unterstützung benötigen. Der Bedarf ist dabei sehr unterschiedlich einzuschätzen. Es wird Personen geben, die kaum auf Hilfestellungen dieser Art angewiesen sind, andere werden personelle Unterstützung nur in der Anfangszeit oder bei Veränderung von Routinen benötigen. Wieder andere werden auf diese in umfänglicher Form auch dauerhaft angewiesen bleiben.

Personelle Unterstützung dient in der Folge als Sammelbegriff für alle Möglichkeiten zur Unterstützung eines Menschen am Arbeitsplatz durch eine andere Person. Dabei wird im Merkblatt im Wesentlichen zwischen drei Formen der personellen Unterstützung am Arbeitsplatz differenziert:

- personelle Unterstützung durch Integrationsfachdienste
- personelle Unterstützung in Form von Arbeitsassistenz
- andere Formen der Betreuung und Begleitung am Arbeitsplatz wie beispielsweise Job-Coaching.

2.9.1 Integrationsfachdienste

Das Leistungsspektrum der Integrationsfachdienste ist im § 110 des neunten Sozialgesetzbuches festgeschrieben. §110 Absatz 2 Nr. 4 SGB IX besagt: „Zu den Aufgaben der Integrationsfachdienste gehört es ..., die schwerbehinderten Menschen, solange erforderlich, am Arbeitsplatz oder beim Training berufspraktischer Fähigkeiten am konkreten Arbeitsplatz zu begleiten ..." Gerade dieser Aspekt der konkreten Begleitung am Arbeitsplatz ist sicher nicht ganz unproblematisch. Grund dafür ist, dass den Mitarbeitern aus den IFD häufig nicht ausreichend zeitliche Ressourcen zur Verfügung stehen, um derart umfänglich Betreuung leisten zu können. Dennoch besteht diese Möglichkeit nach dem Gesetz. Zielführend ist ein Gespräch mit den Mitarbeitern des jeweilig zuständigen Integrationsfachdienstes oder dessen Kostenträger, um die Optionen für jeden individuellen Fall zu prüfen.

Besonders sinnvoll und praktisch umsetzbar ist die Unterstützung durch IFD, wenn der Betroffene eine Art Starthilfe in eine neue Arbeit benötigt. Dies soll an einem Beispiel eines jungen Mannes mit Asperger-Syndrom verdeutlicht werden: Der junge Mann nimmt nach Abschluss seiner Ausbildung eine Tätigkeit in der Buchhaltung einer Firma auf. Der IFD hat die Vermittlung übernommen. Der junge Mann benötigt nun Hilfe bei der Einarbeitung. Er muss mit der räumlichen Situation im Betrieb vertraut gemacht werden, sein Arbeitsplatz sollte möglichst reizarm und überschaubar strukturiert sein und es müssen Kontakte zu den Kollegen angebahnt werden. Für den Mitarbeiter des IFD könnte dies bedeuten, den jungen Mann in der ersten Zeit zu begleiten und ihn bei den genannten Aspekten zu unterstützen. Nach und nach zieht sich der Mitarbeiter zurück, reduziert seine Präsenzzeit, informiert u.U. die Kollegen, berät den Arbeitgeber und vermittelt Handreichungen, wie der neue Mitarbeiter unterstützt werden kann. Darüber hinaus bleibt er der Firma noch längere Zeit bei Fragen und auftretenden Problemen als Ansprechpartner erhalten.

2.9.2 Arbeitsassistenz

Die Leistung Arbeitsassistenz ist weitaus enger definiert, als der Gesetzestext dies in den §§ 33 und 102 des neunten Sozialgesetzbuches zunächst vermittelt. Es ist beispielsweise Voraussetzung,

- „... dass der schwerbehinderte Mensch, der Arbeitsassistenz in Anspruch nehmen möchte, in der Lage sein muss, den ... das Beschäftigungsverhältnis inhaltlich prägenden Kernbereich des arbeitsvertraglich / dienstvertraglich geschuldeten Arbeitsauftrags selbstständig zu erledigen."
- „... weiter muss es sich bei Arbeitsassistenz um regelmäßig wiederkehrende Unterstützungsleistungen handeln ...
- ... und der behinderte Mensch muss in der Lage sein, gegenüber dem Assistenten eine Arbeitgeberfunktion auszuüben." (BIH 2003)

Alleine an diesen drei Voraussetzungen wird schon ganz deutlich, dass eine Arbeitsassistenz nicht für alle Menschen mit Autismus in Frage kommen wird. Sie ist aber auch definitiv nicht ausgeschlossen.

Gut nachvollziehbar ist die Arbeitsassistenz für einen Menschen mit einer Sehbehinderung. Übt eine Person einen Beruf aus, in dem sie beispielsweise auf das Studium von Literatur angewiesen ist (z.B. Rechtsanwalt, Lehrer) und erblindet, benötigt sie zur Ausübung ihrer Tätigkeit Hilfe durch einen Assistenten. Dieser könnte die Aufgabe haben, Bücher und Schriftstücke vorzulesen. Niemand würde auf die Idee kommen und anzweifeln, dass ein Rechtsanwalt trotz Sehbehinderung den „inhaltlich prägenden Kern der Tätigkeit nicht selbstständig durchführen“ kann. Eine Übertragung dieses Beispiels auf eine Person mit Autismus ist durchaus möglich, wenngleich es sich bei Autismus sicher um ein weitaus komplexeres Störungsbild handelt und daher andere Schwierigkeiten im Fokus stehen.

Auch hierfür ein Beispiel: Eine junge Frau mit Asperger-Syndrom hat eine abgeschlossene Berufsausbildung als Fachinformatikerin und arbeitet in ihrem Beruf fest angestellt in einem Betrieb. Sie braucht keine Einarbeitung oder fachliche Unterstützung, aber eine Vertrauensperson, die in regelmäßigen Abständen mit ihr gemeinsam ihre Arbeitsweise überprüft, um zu verhindern, dass sie sich ablenken lässt und sich „verzettelt“. Diese Unterstützung ist aufgrund ihrer Behinderung dauerhaft notwendig“ (BAG-UB 2006, S. 11). In dem genannten Fall, und diese Konstellation wird bei Arbeitnehmerinnen und Arbeitnehmern mit Autismus durchaus vorkommen, ist der Einsatz einer Arbeitsassistenz angezeigt. Die im Beispiel genannte Fachinformatikerin ist genau wie die Person mit einer Sehbehinderung in der Lage, den inhaltlich prägenden Kernbereich der Tätigkeit selbstständig zu erledigen.

2.9.3 Andere Formen der Begleitung und Betreuung am Arbeitsplatz

Neben der Arbeitsassistenz und der Unterstützung durch Integrationsfachdienste gibt es noch eine ganze Reihe anderer Möglichkeiten, Begleitung und Unterstützung am Arbeitsplatz zu erhalten. So könnte bspw. Personelle Unterstützung in Form eines Job-Coaching über Hilfen in besonderen Lebenslagen nach § 25 Schwerbehinderten-Ausgleichsabgabeverordnung finanziert werden oder eine Berufsbegleitung nach § 48a SGB IX. Die Möglichkeiten der Begleitung und Betreuung am Arbeitsplatz sind sehr vielfältig. Die Praxis unterscheidet sich allerdings erheblich zwischen den einzelnen Bundesländern. Die im Merkblatt aufgeführten Möglichkeiten sind daher immer mit dem Vermerk versehen, dass es sich in jedem Fall empfiehlt, mit dem zuständigen Integrationsamt, Integrationsfachdienst oder der gemeinsamen Service-Stelle Kontakt aufzunehmen und die individuellen Möglichkeiten zu besprechen.

2.9.4 Zusammenfassung

In dem Merkblatt wird nachvollzogen, welche Möglichkeiten für Menschen mit Autismus aktuell bestehen, um personelle Unterstützung am

Arbeitsplatz zu erhalten. Neben einer Beschreibung der verschiedenen Leistungen sind z.B. Leistungsvoraussetzungen sowie mögliche Kostenträger genannt und Vorgehensweisen für die Beantragung dargelegt. Das Thema personelle Unterstützung für Menschen mit Autismus am Arbeitsplatz erfährt zunehmend Nachfrage. Das zeigt, dass viele Betroffene Unterstützung in unterschiedlichster Form benötigen. Das Merkblatt kann auf der Homepage www.autismus-und-arbeit.de und www.bbw-abensberg.de gegen eine Schutzgebühr bestellt werden.

2.10 Maßnahmen zur Förderung der Teilhabe und beruflichen Integration von Menschen mit Autismus an der zweiten Schwelle

Der Übergang aus einer überbetrieblichen Ausbildung bzw. beruflichen Fördermaßnahme in das Arbeitsleben stellt eine besonders kritische Phase bei der beruflichen Teilhabe und Integration von Menschen mit Autismus dar. Typische Problemstellungen der Ablösung und Neuorientierung an dieser so genannten 2. Schwelle werden verschärft durch die gegenwärtigen gesellschaftlichen Rahmenbedingungen und die Beschäftigungslage auf dem allgemeinen Arbeitsmarkt, aber auch durch die besonderen Schwierigkeiten von Menschen mit Autismus beim Übergang in einen neuen Lebensabschnitt. Der Übergang an der 2. Schwelle ist mit einer Vielzahl von Veränderungen (des Wohnorts, der Kollegen, des Tagesablaufs, der Tätigkeiten etc.) verknüpft, die Erwachsene mit Autismus vor besondere Herausforderungen stellen.

Berufsbildungswerke sind zwar in der Lage, die Absolventen in zeitlich und inhaltlich begrenztem Umfang mit den kommenden Herausforderungen vertraut zu machen. Allerdings ist es für das Nachbetreuungspersonal des BBW nicht möglich, sich in ausreichendem Maße um die Absolventen zu kümmern, da die jungen Menschen in der Regel in ihre weit entfernten Heimatregionen zurück kehren. Die Absolventen sind daher auf eine individuelle Nachbetreuung am Heimatort angewiesen. Damit ihnen dort eine ihnen entsprechende Hilfestellung gewährt werden kann, gilt es, ein Netzwerk von ambulanten Diensten zu knüpfen. Für den Absolventen sollte eine Netzwerkkarte mit sämtlichen relevanten Adressen vor der Rückkehr in die Heimatregion zusammengestellt werden. Die Aufgabenstellungen der benötigten Dienste werden nachfolgend referiert.

2.10.1 Aufgabenstellungen für Integrationsfachdienste (IFD)

Bei der Akquisition eines Arbeitsplatzes und der Organisation der erforderlichen Unterstützungsmaßnahmen gelten die Integrationsfachdienste (IFD) als die wichtigsten Ansprechpartner. Nach Maßgabe der §§ 109 ff. SGB IX haben sie vielfältige Aufgaben:

Leistungen für den Arbeit suchenden Absolventen

- Im Rückgriff auf ein bereits vorliegendes (oder Erstellung eines) Stärken-Schwächen-Profil des Absolventen wird eruiert, welcher Unterstützungsbedarf (noch) besteht und welche zukünftigen Tätigkeitsbereiche in Frage kommen. U.U. muss ein solches Profil erst erstellt werden, indem diese Aufgabe z.B. an eine Integrationsfirma delegiert wird.
- Dazu gehört auch die Erfassung der Belastungsfähigkeit (Arbeitszeiten / Stundenumfang / Stressresistenz).
- Soweit erforderlich, wird ein Bewerbungstraining durchgeführt. In jedem Falle erhalten die Absolventen Unterstützung bei den Bewerbungen, beim Vorstellungsgespräch und bei der Vorbereitung auf die Arbeit.
- Zur Steigerung der beruflichen Mobilität sind gegebenenfalls Trainingsmaßnahmen (Fahrt zum Arbeitsplatz) zu initiieren, deren Durchführung gleichfalls delegiert werden kann.
- Zentrale Aufgabe besteht in der Akquise von Arbeitsplätzen. Dazu gehört auch das Aufspüren von Nischenarbeitsplätzen, die Konzeption von teilgeschützten Arbeitsplätzen und Arbeitsplätzen, für die nur eine Teilqualifikationen erforderlich ist.
- Eine wesentliche Aufgabe besteht darin, sich um eine Arbeitsbegleitung zu bemühen, wenn dies sowohl vom Absolventen als auch vom Betrieb für wünschenswert erachtet wird. Hier gelten je nach Aufgabenstellung unterschiedliche Regelungen (siehe Arbeitsbegleitung – Arbeitsassistenz, a.a.O.). Die Durchführung von Job-Coaching ist u.U. in Personalunion durch die Arbeitsassistenten der IFD möglich. Darüber hinaus kann sich der IFD um die Vermittlung, Anleitung und Begleitung von individuellen Arbeitsassistenten / Job-Coaches / Integrationshelfern bemühen. Die personelle Hilfe am Arbeitsplatz wird allerdings vom Absolventen selbst angestellt.
- Die IFD kümmern sich um einen Ansprechpartner zur Krisenintervention und -prävention, Beratung und psychosozialen Betreuung.

- Sie kooperieren gegebenenfalls mit dem gesetzlichen Betreuer und fassen ihre Erfahrungen in Ergebnisdokumentationen für die Kostenträger zusammen.

Leistungen für den Betrieb:
- Die IFD bieten den Betrieben an, die erforderlichen Informationen über den Bewerber mit Autismus – mit dessen Einverständnis – weiterzugeben.
- Sie beschreiben hilfreiche Rahmenbedingungen zur Ausgestaltung des Arbeitsplatzes (z.B. Lärmschutz, Sichtschutz etc.).
- Sie informieren die Betriebsleitung über Rahmenbedingungen für eine erfolgreiche Beschäftigung (z.B. klar überschaubare Arbeits- und Pausenzeiten, gleich bleibende Ansprechpartner.).
- Sie treffen Vereinbarungen bzgl. arbeitsrechtlicher Rahmenbedingungen (z.B. verlängerte Einarbeitungszeiten / Probezeit / Arbeitsplatzgestaltung).
- Sie klären sowohl den Arbeitgeber als auch die Kollegen über das jeweilige Behinderungsbild (auch über Verhaltensbesonderheiten) mit Zustimmung des Absolventen auf.
- Sie unterstützen den Betrieb bei der Erstellung eines Teilhabeplanes oder verweisen auf ein betriebliches Eingliederungsmanagement, an dem die Integrationsämter mitwirken können, wenn sich bei bereits Beschäftigten eine Krise am Arbeitsplatz anbahnt.
- Sie beraten den Arbeitgeber bzgl. möglicher Subventionen (Einarbeitungszuschüsse, Lohnkostensubventionen etc.).
- Sie bieten Hilfe an bei der Abfassung einer Integrationsvereinbarung § 83 Abs. 2 SGB IX.

Die bisherigen Erfahrungen bei der Inanspruchnahme dieser Dienste haben allerdings deutlich gemacht, dass es vor allem zwei Faktoren sind, die eine Wirksamkeit dieses potenziell geeigneten Hilfesystems nachhaltig hemmen:
- Die Mitarbeiter der Integrationsfachdienste sind in vielen Fällen noch zu wenig mit dem Behinderungsbild Autismus vertraut und können den spezifischen Hilfebedarf nicht ausreichend erfassen.
- Die regional zuständigen IFD sind Angehörigen und Absolventen in aller Regel nicht bekannt. Befragungsergebnisse haben gezeigt, dass bislang nur ein sehr geringer Teil der Absolventen von IFD betreut wurde.

Im Rahmen der Projektarbeit wurden bereits verschiedene Maßnahmen ergriffen, um diese Situation zu verbessern. Dazu gehörten:

- spezielle Fortbildungsveranstaltungen für Fachkräfte der Beruflichen Rehabilitation und für Mitarbeiter aus Integrationsfachdiensten
- das Erstellen einer Netzwerkkarte mit einschlägigen Adressen und Unterstützungsmöglichkeiten in der Heimatregion für die Absolventen.
- das Erarbeiten eines Maßnahmekatalogs für die Nachbetreuung der Absolventen.

Wünschenswert wäre, pro Bundesland zwei IFD als regionale Kompetenzstellen für Menschen mit Autismus auszuweisen, die andere IFD bei Bedarf konsultieren könnten.

2.10.2 Aufgabenstellungen für überbetriebliche Ausbildungseinrichtungen

Die Ausbildungseinrichtungen sind angehalten, ein konsequentes Entlasstraining durchzuführen. Es wäre sinnvoll, jeweils Kontakt zu den heimatnahen Integrationsfachdiensten der Absolventen aufzunehmen. Mit Einverständnis des Klienten könnten die IFD über den verbleibenden Hilfebedarf anhand einer Checkliste informiert werden, die auf Abstimmung mit dem Absolventen beruht. Diese Check-Liste sollte Hinweise auf nötige Unterstützungsformen (z.B. Arbeitsplatzassistenz/Jobcoaching in der Einarbeitungsphase, Arbeitsplatzgestaltung, besondere Rahmenbedingungen, hilfreicher Kommunikationsstil, Modifikation des Tätigkeitsprofils etc.) enthalten.

2.10.3 Aufgabenstellung für ein externes Case-Management in einem Autismuskompetenzzentrum

Da die Angehörigen bei der Begleitung und Vermittlung des Absolventen nicht dauerhaft zur Verfügung stehen können, macht es Sinn, ein externes CM System zu etablieren, das möglicherweise bei den neu entstehenden Autismus-Kompetenzzentren anzusiedeln wäre. Ihnen fiele die Aufgabe zu, einen Absolventen dauerhaft und fakultativ intensiv zu begleiten mit dem Ziel der Förderung der sozialen und beruflichen Integration am Arbeitsplatz, der Förderung der Autonomie, Selbstständigkeit und Lebensplanung. Konkrete Aufgabenstellungen wären: Erhalt und Förderung der lebenspraktischen Unabhängigkeit, Erhalt und Förderung der Fähigkeit zum eigenständigen Wohnen, Unterstützung bei der Ablösung vom Elternhaus, Integration in Freizeitangebote (SPDI, Sportvereine, kirchliche Angebote etc.), Hilfe bei Fragen der ökonomischen Absicherung (z.B. Berufsbegleitender Dienst).

Zwingend erforderliche soziale Trainingsmaßnahmen für Erwachsene könnten von diesen Diensten berufsbegleitend angeboten oder organisiert werden. Gleichfalls bestünde die Möglichkeit, Freizeitgruppen zu gründen oder Vermittlungsaufgaben bei der Integration in Freizeitgruppen, Vereine und Verbände zu übernehmen. Aufgrund ihrer Kenntnisse und Verbindungen zu psychosozialen Fachkräften oder Freiwilligen wäre es denkbar, dass diese Kompetenzzentren die Berufstätigen bei der Suche nach geeigneten Integrationshelfern in der Freizeit bzw. Job-Coaches und Arbeitsbegleitern unterstützen. Gleichfalls könnten Sie Hilfestellung gewähren bei der Suche nach einem gesetzlichen Betreuer.

Eine weitere Aufgabe der Kompetenzzentren bestünde – neben den Gemeinsamen Service-Stellen – darin, regionale Angebote sowohl von betreuten Wohnformen als auch von geschützten und teilgeschützten Arbeitsformen zu sichten und Interessenten zu vermitteln. Gleichfalls käme ihnen die Aufgabe zu, die Entwicklung von betreuten Wohnformen oder Wohngemeinschaften in der Region voranzutreiben.

Es gilt künftig zu prüfen, inwieweit Finanzierungsmöglichkeiten dieser Maßnahmen im Rahmen des Persönlichen Budgets nach §17 SGB IX möglich und erwünscht sind. Es gilt gleichfalls abzuklären, wer für eine Arbeitsbegleitung, Integrationshilfe oder Assistenz in der Freizeit außerhalb der Rehabilitationseinrichtungen in Frage käme und Kontakt hält zu Integrationsämtern, Arbeitsagenturen, Rehabilitationsträgern und Freiwilligenagenturen und Gemeinsamen Service-Stellen.

2.10.4 Aufgabenstellungen für Autismus-Ambulanzen, Autismus-Therapiezentren

Mitarbeiter aus Ambulanzen und Therapieeinrichtungen könnten eine wichtige Rolle bei der Alltagsstabilisierung der Berufstätigen übernehmen. Insbesondere wäre zu denken an Hilfestellung beim Thema „Beziehungen und Partnerschaft“. Da im Lebensverlauf mit Krisensituationen zu rechen ist, würde ihnen die Aufgabe zukommen, vorbeugende Maßnahmen zur Krisenprophylaxe einzuleiten und Unterstützung bei Kriseninterventionen zu gewähren. Häufig kennen die Erwachsenen die dort tätigen Therapeuten bereits seit ihrer Kindheit.

2.10.5 Aufgabenstellung für Psychiatrische Ambulanzen

Möglichkeiten der Krisenintervention gewähren gleichfalls die einschlägigen psychiatrischen Ambulanzen für erwachsene Menschen aus dem autistischen Formenkreis. Bei Bedarf besteht dort die Möglichkeit – eingebunden in ein Kompetenznetzwerk für Autismus – eine diagnostische Abklärung in Krisensituationen und Einleitung therapeutischer Maßnahmen vorzunehmen, an ambulant Tätige psychiatrischer Dienste zu vermitteln, teilstationäre Hilfen in Tageskliniken zu veranlassen oder auch eine geeignete stationäre psychiatrische Behandlung zu organisieren.

2.10.6 Aufgabenstellung für Sozialpsychiatrische Dienste

Ihnen käme die Aufgabe zu, in betreute Wohn- und Betreuungs-/ oder Beschäftigungsformen ermitteln, Hilfe bei der Strukturierung des Alltages in Zeiten der Beschäftigungslosigkeit zu gewähren, sozial isolierte Erwachsene in so genannte offene Angebote (Freizeitmaßnahmen, Frühstücksgruppen) einzubinden, niederschwellige Beratung anzubieten, Integrationshilfen zu gewähren und u.U. im Rahmen einer ambulanten Soziotherapie auch soziale Trainingsmaßnahmen durchzuführen.

2.11 Empfehlungen zur beruflichen Integration am Übergang Ausbildung – Arbeitswelt

2.11.1 Integrationsfirmen

Eine Reihe von jungen Menschen aus dem autistischen Spektrum – mit abgeschlossener oder ohne Ausbildung – kann in eine kompetitive Tätigkeit auf dem allgemeinen Arbeitsmarkt nicht vermittelt werden, da sie dauerhaft auf arbeitsbegleitende soziale Unterstützung angewiesen sind. Aufgrund ihrer bereits erworbenen Kenntnisse und ihrer fachlichen Kompetenzen, gegebenenfalls ihrer abgeschlossenen Berufsausbildung, sind sie jedoch für eine Tätigkeit in einer WfbM in der Regel nicht zu motivieren. Für diesen Personenkreis bietet sich eine Tätigkeit in einer Integrationsfirma oder -abteilung an. So gelten die Integrationsbetriebe als Bindeglied zwischen dem allgemeinen Arbeitsmarkt und dem geschützten Tätigkeitsbereich einer WfbM. Als teilgeschützte Firmen positionieren sie sich zwischen einer WfbM und ausschließlich kompetitiven Unternehmen und stellen eine innovative Antwort auf das Problem der Perspektivlosigkeit besonderer Gruppen schwerbehinderter Menschen dar.

Kompetitive Tätigkeiten
- Arbeitsmarkt

Teilgeschützte Tätigkeiten
- Integrationsfirmen und -abteilungen

- Außenarbeitsplätze der WfbM
- Arbeitsmarkt mit spezifischen Rahmenbedingungen

Geschützte Tätigkeiten

- Werkstätten für behinderte Menschen
- Förderstätten

Bei Integrationsbetrieben bzw. -projekten handelt es sich nach Maßgabe des Gesetzes (§§ 132–135 SGB IX) um rechtlich und wirtschaftlich selbstständige Unternehmen auf dem allgemeinen Arbeitsmarkt. Sie bieten teilgeschützte Beschäftigungsmöglichkeiten für schwerbehinderte Menschen oder Gleichgestellte, deren Teilhabe an einer kompetitiven Beschäftigung auf dem allgemeinen Arbeitsmarkt aufgrund der Art oder Schwere der Behinderung trotz Inanspruchnahme der umfänglichen Unterstützungsmöglichkeiten nicht möglich ist. Das besondere Profil dieser Betriebe – hervorgegangen aus den Selbsthilfefirmen der 80er Jahre – besteht darin, dass sie mindestes 25 %, maximal 50 % Mitarbeiter mit einer Schwerbehinderung bzw. Gleichgestellte beschäftigen.

Sie verstehen sich nicht nur als markt- und qualitätsorientierte Betriebe, sondern als Soziale Unternehmen, deren Ziel nicht allein in der Gewinnmaximierung besteht, sondern denen die Aufgabe zukommt, Menschen, die nicht oder nicht mehr den Wettbewerbsbedingungen auf dem allgemeinen Arbeitsmarkt gewachsen sind, dauerhaft einen teilgeschützten Arbeitsplatz zu tariflichen oder ortsüblichen Konditionen anzubieten. Die Beschäftigten erhalten daher höhere Vergütungen als in einer WfbM, haben mehr Selbstgestaltungsmöglichkeiten und können von den übrigen Beschäftigten ohne Behinderungen fakultativ Unterstützung erfahren. Derzeit existieren in Deutschland 499 Betriebe, die ca. 17711 Menschen Beschäftigung bieten, 6288 davon mit Schwerbehindertenstatus (vgl. BIH Jahresbericht 2006, 21 ff). Folgende Formen haben sich etabliert:

- Integrationsbetriebe als rechtlich und wirtschaftlich selbstständige Firmen
- Integrationsbetriebe als wirtschaftlich selbstständige Teile eines Unternehmens oder eines öffentlichen Arbeitgebers
- Integrationsabteilungen als Unternehmens- bzw. betriebsinterne Abteilungen

Zielgruppe dieser Projekte sind Menschen mit einer körperlichen, seelischen oder einer geistigen Behinderung oder auch andere besonders benachteiligte Personen. Im Jahresverlauf 2006 beschäftigten diese Firmen

3366 Personen mit körperlichen, 2021 mit einer seelischen und 901 mit einer geistigen Behinderung (vgl. ebd.). Es handelt sich dabei überwiegend um kleine oder mittlere Betriebe, die im Dienstleistungsbereich oder in der Fertigung von Industrieprodukten anzusiedeln sind. Sie unterhalten Cafés und Kantinen, bieten Beschäftigung in einer Wäscherei, im Einzelhandel, in der Landschaftspflege, im Druckereigewerbe, im Handwerk, im Garten- und Landschaftsbau, in der Hauswirtschaft, in der Gastronomie, aber auch im Bereich von Industriedienstleistungen.

Integrationsbetriebe – eine alternative Beschäftigungsmöglichkeit für Menschen mit Autismus?

Für Menschen aus dem autistischen Formenkreis, dies hat sich im Projektverlauf herausgestellt, ist diese Beschäftigungsvariante aus folgenden Gründen von hoher Bedeutung:

- Es handelt sich vorwiegend um Kleinbetriebe mit einer überschaubaren Anzahl von Mitarbeitern,
- es werden breite Tätigkeitsbereiche angeboten,
- die Vorausbildung kann produktiv eingebracht werden,
- die Beschäftigten erhalten eine tarifgerechte Entlohnung,
- es können ohne Umschweife geeignete Arbeitsrahmenbedingungen konzipiert werden und
- nichtbehinderte Mitarbeiter können unbürokratisch soziale Assistenz leisten.

Um Kenntnisse darüber zu erhalten, welche Erfahrungen bereits in diesen Firmen mit Mitarbeitern aus dem autistischen Spektrum gesammelt werden konnten und welche Voraussetzungen die Bewerber mitbringen müssen, um dort eine Anstellung zu finden, wurde eine bundesweite Befragung durchgeführt.

Beschäftigte mit Autismus in Integrationsbetrieben

Das Ziel dieser Befragung bestand darin, Informationen über die Beschäftigungssituation von Menschen mit Autismus in Integrationsbetrieben zu erhalten, Gründe für Nichtbeschäftigung zu identifizieren und bei Beschäftigung die Rahmenbedingungen zu eruieren. In Kooperation mit der BAG der Integrationsbetriebe wurden insgesamt 580 Firmen postalisch befragt, ob sie Menschen mit Autismus beschäftigen oder beschäftigt haben. Die Rücklaufquote betrug ca. 30 % (129 Firmen.) Darüber hinaus gaben etliche Firmen telefonisch an, keine Mitarbeiter mit Autismus zu beschäftigen und sandten den Fragenbogen nicht zurück.

Es handelt sich überwiegend um kleine und mittlere Betriebe. 60 % der Firmen beschäftigen 10–40 Mitarbeiter (vgl. Abb. 16).

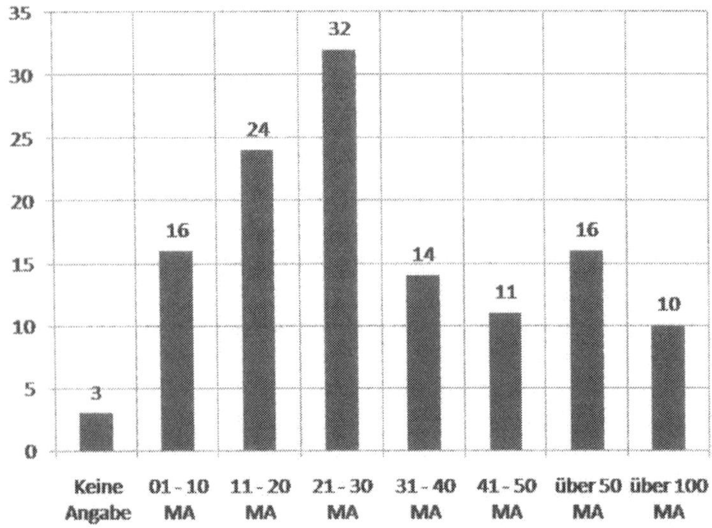

Abbildung 13: Gesamtzahl der Mitarbeiter der befragten Firmen (n = 126)

In 19 von 129 Betrieben (vgl. Abb. 17) werden bzw. wurden bereits 25 Erwachsene aus dem autistischen Spektrum beschäftigt. Gegenwärtig sind 19 Personen in 15 Firmen angestellt.

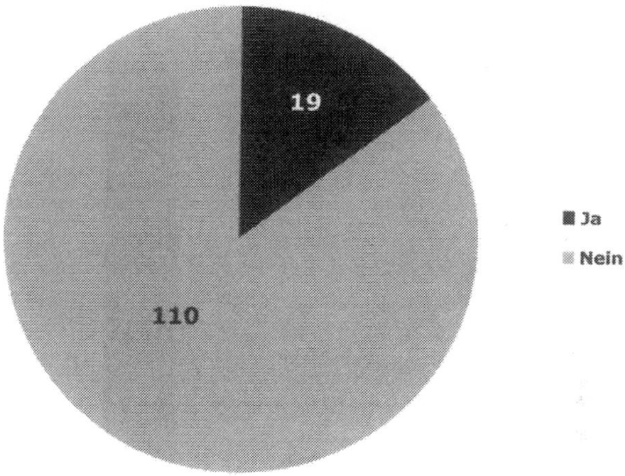

Abbildung 14: Anzahl der Firmen, die Mitarbeiter mit Autismus beschäftigen oder beschäftigt haben

15 Personen erhalten/bzw. erhielten arbeitsstrukturierende und personelle Hilfen am Arbeitsplatz durch betriebliche Mitarbeiter, für sechs Personen wurde ein Einzelarbeitsplatz eingerichtet. Alle Personen sind Vollzeit beschäftigt. Ihr Stundenlohn beträgt zwischen 4 und 12 € (vgl. Abb. 18).

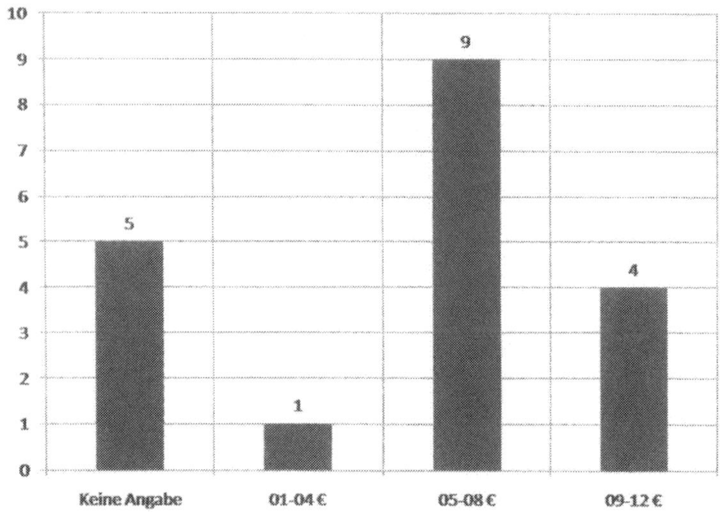

Abbildung 15: Stundenlohn (n = 19)

110 Firmen beschäftigen derzeit keine Mitarbeiter mit Autismus, 79 geben an dass sie sich dies durchaus vorstellen können, sollte sich jemand bewerben. 21 Firmen lehnen dies grundsätzlich ab. Zentrale Begründung: Fehlende Kenntnisse über dieses Behinderungsbild. Die Betriebe, die gegenwärtig Menschen mit Autismus beschäftigen, gaben an, dass sie mit deren Produktivität hochzufrieden sind.

Bei der Frage nach Tätigkeitsfeldern von Mitarbeitern mit Autismus ergab sich das folgende Bild:

- allgemeine Verwaltungstätigkeiten
- Bürotätigkeiten am PC – MS Office
- Verpackungsarbeiten
- Bügeln und Wäschetätigkeiten
- Hauswirtschaftliche Tätigkeiten
- Reinigung
- Montagearbeiten
- Metallbearbeitung und Fertigung
- Essensauslieferung
- Holzbearbeitung
- Tätigkeiten in der Gastronomie

Die Qualität der Auffälligkeiten im Sozialverhalten der Mitarbeiter mit Autismus wurde wie folgt bewertet:

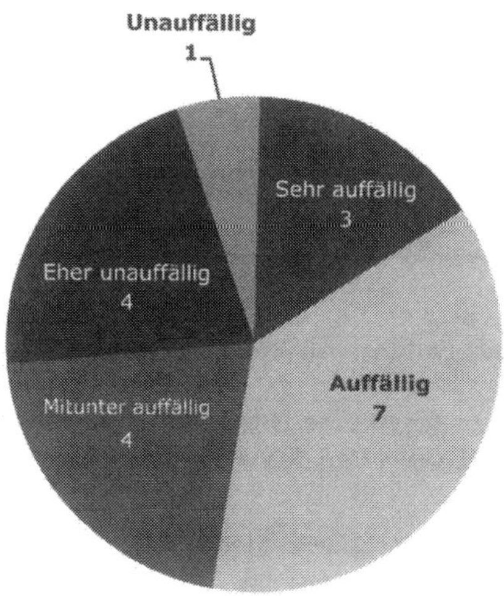

Abbildung 16: Qualität der Auffälligkeiten im Bereich des Sozialverhaltens (n = 19)

Die Firmen wurden befragt, welche besonderen Stärken oder Schwächen sie bei den Beschäftigten mit Autismus erkennen können. Das nachfolgend abgebildete Polaritätsprofil gibt darüber Auskunft. Es zeigt sich erneut eine Differenzierung, die für diesen Personenkreis besonders typisch ist: Förder- und Unterstützungsbedarf besteht daher überwiegend im Bereich der Aneignung von sozialen Kompetenzen und Soft Skills. Gleichfalls spiegelt das Schwächenprofil ihre Schwierigkeiten bei der Integration diverser Wahrnehmungsaspekte wider, die HERMELIN als „Schwäche der zentralen Kohärenz“ beschrieben hat.

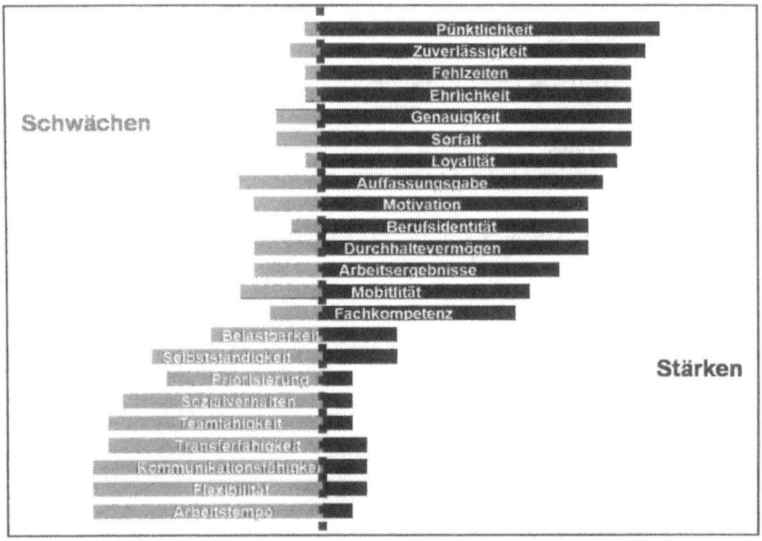

Abbildung 17: Stärken-Schwächen-Profil von Mitarbeitern mit Autismus (n = 19)

Folgende Bedingungen, unter denen eine Beschäftigung von Menschen mit Autismus möglich wäre, wurden von den Arbeitgebern genannt:

- Vollschichtige Belastbarkeit
- Toleranz gegenüber Außenreizen (Lärm, Staub etc.)
- Ausreichende Fähigkeiten im Bezug auf das Aufgabenfeld
- Gefahrenbewusstsein bei der Arbeit an Maschinen
- Angemessene Sozialkompetenz
- Anleitung, Schulung und Infos für die Kollegen und Mitarbeiter
- Traineemaßnahmen im Vorfeld
- Ausreichende psychosoziale Betreuung / fachliche Hilfestellung
- Beratung und Betreuung durch eine externe Stelle

- Eingliederungshilfen
- Ausreichende Flexibilität
- Kommunikatives Grundverständnis
- Beteiligung von Integrationshelfern
- Motivation
- Muss in das Team/Arbeitsumfeld passen
- Muss selbstständig arbeiten können

Effekte und Empfehlungen

- Das Stärken-Schwächen-Profil deckt sich bis ins Detail mit den bisherigen Erkenntnissen über Beschäftigte mit Autismus. Daraus lässt sich ableiten, dass bei Betrieben auf die speziellen Fähigkeiten dieses Personenkreises hingewiesen werden muss und es notwendig ist, Vorkehrungen in der Strukturierung des Arbeitsalltags und der Gestaltung von Arbeitsrahmenbedingungen zu treffen, um eine betriebliche Eingliederung zu ermöglichen.
- Integrationsbetriebe benötigen daher Hilfestellung, um Arbeitsrahmenbedingungen zu konzipieren, Visualisierungs- und Strukturierungshilfen zu gewährleisten und Arbeitsunterweisungen für Beschäftigte mit Autismus in einer geeigneten Form durchzuführen.
- Mitarbeiter der Integrationsbetriebe, die mit Beschäftigten aus dem autistischen Formenkreis zusammen arbeiten, bedürfen der Unterstützung, der Fortbildung und Beratung. Dies könnte entweder durch die Autismusambulanzen, die Autismuskompetenzzentren, die Integrationsfachdienste oder durch Bezugspersonen geschehen.
- Nach wie vor verstellen unzureichende Kenntnisse von sublimen sozialen Regeln des Alltags oder des kommunikativen Umgangs den Weg zu einem unkomplizierten Umgang mit den Kollegen. Daher gilt für die Bewerber mit Autismus, dass vor der Vermittlung und daraufhin arbeitsbegleitend ambulant ein soziales Kompetenztraining durchzuführen bzw. fortzusetzen wäre. Dieses könnte ortsnah über die Regionalverbände, die Ambulanzen oder diverse Träger von autismusspezifischen Wohn- und Lebensformen organisiert werden, möglicherweise auch als Angebot im Rahmen von ambulanten Sozialtherapeutischen Maßnahmen der sozialpsychiatrischen Dienste.
- In jedem Falle sollte eine kollegiale Arbeitsbegleitung organisiert werden, die dem Beschäftigten den erforderlichen Rückhalt gibt und für ihn als Ansprechpartner zur Verfügung steht.
- Gleichfalls gilt es, die Arbeitssuchenden und deren Angehörige über die soziale wie rechtliche Situation in Integrationsfirmen aufzuklären.

- Die Beschäftigung eines externen Job-Coaches ist laut Gesetz dort nicht möglich. Die Bezuschussung und Subventionierung der beruflichen Tätigkeit unterliegt einer ganzen Reihe von Unwägbarkeiten:
  - Zunächst: Integrationsbetriebe können wie andere Betriebe auch finanzielle Zuschüsse vom Arbeitsamt oder dem Integrationsamt erhalten. Nachteilsausgleiche sind aufgrund der betriebswirtschaftlichen Sondersituation (Zusammensetzung der Belegschaft) erforderlich und gerechtfertigt. Eine individuelle Lohnkostensubventionierung der Beschäftigten gilt aus betriebswirtschaftlichen Gründen als unverzichtbar.
  - Die Gemeinnützigkeit sichert den Integrationsfirmen zudem einen günstigen Steuersatz zu. Dennoch: Die wirtschaftliche Situation der Betriebe, ihr längerfristiges Überleben und damit die Stabilität der Arbeitsplätze erscheint latent gefährdet.
  - Die sinkenden Einnahmen aus Ausgleichsabgaben sowie die neu hinzugekommenen Aufgaben haben dazu geführt, dass sich bei den Integrationsämtern die zur Verfügung stehenden Fördermittel verringert haben und auch die Agenturen für Arbeit aufgrund der gesunkenen Haushaltsmittel Eingliederungszuschüsse nicht mehr in der erforderlichen Höhe bezahlen können.
  - Während die Beschäftigung in einer WfbM den dort Tätigen nach 20 Jahren eine attraktive Durchschnittsrente gewährleisten kann, besteht die Gefahr, dass die, auf dem allgemeinen Arbeitsmarkt aktiv sind, im Verlauf einer „perforierten“ berufliche Karriere mit Zeiten der Arbeitslosigkeit sich deutlich schlechter stellen.
- Es wäre zwingend notwendig, die Disparitäten zwischen WfbM und Integrationsfirmen aufzuheben und gesetzlich geeignete Rahmenbedingungen für eine Gleichstellung von Beschäftigten in Integrationsfirmen zu erwirken.
- Soziale Träger und Initiativen sollten ermuntert werden, weitere Integrationsfirmen zu entwickeln, da der Bedarf an Arbeitsplätzen in diesen Firmen – wie die Wartelisten zeigen – weiter ansteigen wird.
- Nach intensiven Gesprächen mit dem Gründer der dänischen Firma Specialisterne Thorkil Sonne und der AG Asperger wäre wünschenswert, eine Umsetzung dieses Modells in Form einer Integrationsfirma zu unterstützen.
- Es wäre sinnvoll, Integrationsprojekte und -abteilungen an Berufsbildungswerke und Werkstätten für behinderte Menschen anzugliedern, um Synergieeffekte nutzen zu können.

2.11.2 Entlassvorbereitung

Im eigentlichen Sinne gilt insbesondere für die Teilnehmer am ATP, dass die Vorbereitung auf die Entlassung bereits mit dem Tag der Aufnahme beginnt. Dies bedeutet, dass sämtliche Maßnahmen im Verlauf der überbetrieblichen Ausbildung im Dienste einer bestmöglichen Vorbereitung auf die Teilhabe am sozialen und am Arbeitsleben außerhalb der Einrichtung gerichtet sind. Um den Übergang in ein selbstbestimmtes und relativ unabhängiges Leben zu ermöglichen, müssen im Verlauf der beruflichen Förderung entsprechende Vorkehrungen getroffen werden. Zu den regelhaften Angeboten im Rahmen des Abensberger Trainings-Programms (ATP) gehört die Förderung lebenspraktischer Fertigkeiten, die Hilfestellung beim Wohnen, das Soziale Kompetenz- und Kommunikationstraining (vgl. BAUMGARTNER, DALFERTH, VOGEL 2006).

Da sich die Aufenthaltszeiten im BBW aufgrund der beruflichen Vorförderung und der Ausbildung unterscheiden, besteht die Notwendigkeit, wenige Monate vor der Entlassung im Rahmen spezieller Maßnahmen zu überprüfen, welche Kompetenzen der Absolvent erworben hat und in welcher Hinsicht er vor dem Zeitpunkt der Entlassung noch gefördert werden kann. Dies geschieht im Rahmen eines Planungsgesprächs („Entlassteam"), an dem nicht nur Vertreter der sozialen Betreuer aus dem Internat, der Ausbilder, der Lehrkräfte, des psychologischen Fachdienstes und der Angehörigen, sondern auch der Absolvent selbst teilnehmen sollten. Die Überprüfung der erworbenen Fähigkeiten kann sich dabei auf Aspekte beziehen, die für alle Auszubildenden relevant sind (Entlasstraining allgemein) und auf einen speziellen Teil, der insbesondere für junge Menschen aus dem autistischen Formenkreis von Bedeutung ist (Entlasstraining speziell).

Entlasstraining allgemein

- Mobilität: Öffentliche Verkehrsmittel können benutzt werden und/ oder eine Führerscheinprüfung wurde absolviert.
- Praktika: Wohnortnahe Praktika wurden in einschlägigen Betrieben, eventuell am Heimatort, durchgeführt.
- Wohnen: Die Absolventen können einen eigenen Haushalt führen, sich einrichten, für sich sorgen.
- Wirtschaftsführung: Sie sind in der Lage, Verträge abzuschließen, sie haben gelernt, mit Geld umzugehen.
- Selbstständigkeit: Sie achten auf Kleidung, Hygiene, können Wäsche waschen, einkaufen, kochen, Ämter aufsuchen usw.

- Bewerbungstraining: Sie haben ein Bewerbungstraining absolviert.
- Soziale Kontakte: Sie verfügen über wohnortnahe soziale Kontakte oder ein geeignetes Netzwerk.

Die Überprüfung dieser Kompetenzen gilt zunächst für sämtliche Absolventen einer überbetrieblichen Ausbildung. Bei Erwachsenen mit Autismus müssen jedoch weitere, spezielle Fragestellungen überprüft werden:

Entlasstraining speziell

- Kontaktperson, Mittler, Case Manager, Kümmerer: Gibt es nach der Entlassung für sie einen speziellen Ansprechpartner, der ihnen Hilfe leisten kann, die Hürden des Alltags zu bewältigen? Dies können sowohl Angehörige, kundige ehrenamtliche Helfer als auch professionelle Case Manager sein, die ihnen im Verlauf der nächsten Monate oder Jahre insbesondere in Krisensituationen oder bei unerwarteten Anforderungen, die der Absolvent spontan nicht bewältigen kann, hilfreich zur Seite stehen.
- Checkliste Hilfebedarf: Da die Absolventen am Wohnort immer wieder auf Unterstützung angewiesen sein werden, macht es Sinn, mit ihrem Einverständnis eine Checkliste zum noch erforderlichen Hilfebedarf zusammen zu stellen. Diese Liste bietet den psychosozialen Helfern am künftigen Wohn- und Arbeitsort die Chance, vor Ort gezielt Maßnahmen zur weiteren Unterstützung einzuleiten. U.U. gilt es abzustimmen, wer welche Aufgaben übernimmt.
- Netzwerkkarte: Eine Netzwerkkarte sollte für und mit dem Absolventen erstellt werden, auf der die zwingend notwendigen Adressen bzw. Ansprechpartner am Wohnort notiert sind. Damit wird das Ziel verfolgt, dem Absolventen die Möglichkeit zu geben, sich bei verschiedenen Fragestellungen oder Anforderungen an einen kompetenten Partner in der Region wenden zu können. Die inhaltliche Vorstrukturierung der Kontakte kann verhindern, in Überforderungssituationen den Überblick zu verlieren. Allerdings gilt es, im Umgang mit den Adressen im Voraus die adäquate Kontaktaufnahme einzuüben.
- Arbeitsplatzsuche: Die Absolventen benötigen begleitende Unterstützung bei der Suche nach einem geeigneten Arbeitsplatz. Wenn die Angehörigen sich hier nicht (mehr) in ausreichendem Maße kümmern können, steht der regionale Integrationsfachdienst bei der Akquisition von Arbeitsplätzen hilfreich zur Seite.
- Mobilitätstraining: Es ist aufgrund der Veränderung der Lebenswelten nicht ausgeschlossen, dass die Absolventen gerade in der Übergangs-

zeit auf einen Job-Coach bei der Strukturierung des Arbeitsprozesses und der Einarbeitung angewiesen sind. Hier gilt es im Vorhinein abzuklären:

- Wird eine personelle Begleitung am Arbeitsplatz vom Absolventen gewünscht?
- Stimmt der Betrieb dieser Arbeitsplatzbegleitung zu?
- Erhalten die Absolventen dabei Unterstützung durch die Integrationsfachdienste oder durch die Betriebe?
- Welche zeitlichen, räumlichen, inhaltlichen und finanziellen Rahmenbedingungen gilt es abzustimmen?

- Freizeit: Bestehen bereits Kontakte zu Freizeitgruppen vor Ort, die eine Isolation verhindern und außerhalb der Arbeitszeiten für den Absolventen eine Kontaktmöglichkeit darstellen? Verfolgt der Absolvent Interessen, die es möglich machen, Kontakte zu bestehenden Interessensgruppen (Sport, Naturkunde, ...) aufzubauen?
- Soziale Trainingsmaßnahmen: In welchem Umfang erscheint die Fortsetzung von sozialen Trainingsmaßnahmen erforderlich? Welche Anbieter gibt es in der Region, wo ließen sich bei Bedarf soziale Trainingsmaßnahmen ansiedeln?

Die nachfolgenden wiedergegebenen Hilfestellungen könnten den Prozess des Überganges von der Ausbildung auf den Arbeitsmarkt und in die Selbstständigkeit unterstützen:

- Es gilt, soziale Dienste am Heimatort ausfindig zu machen, die in der Lage sind, psychosoziale Betreuer, Case Manager für den Betreffenden zu organisieren. Dies können Behindertenverbände, Selbsthilfeorganisationen, Autismus-Kompetenzzentren oder auch Angehörige oder Freiwillige sein. Es ist zwingend erforderlich, für diesen Personenkreis ein funktionierendes Netz von Ansprechpartnern zu knüpfen, das eine fakultative Hilfestellung leisten und mittelfristig Krisen verhindern kann.
- Die Selbsthilfeinitiativen der von Asperger Betroffenen („Aspi-Gruppen“) gilt es bundesweit zu etablieren, da sich die Absolventen in der Freizeit auch mit anderen Betroffenen in adäquaten Freizeitgruppen zusammenfinden können.
- Integrationsfachdienste benötigen dringend das erforderliche Know-how, um junge Menschen mit Asperger-Syndrom angemessen begleiten und unterstützen zu können.
- Die unmittelbare Zusammenarbeit bzw. der nahtlose Übergang zu einem IFD, wie im BBW Greifswald erprobt, ermöglicht eine lücken-

lose Weiterbetreuung nach der Entlassung aus dem BBW und forciert die berufliche Teilhabe.

- Ein BBW-internes Vermittlungscenter, im BBW Südhessen eingerichtet, bietet die Chance, bereits vor der Entlassung Hilfen bei der Jobakquisition durch autismuskundige Mitarbeiter zu bieten. Besonders effektiv wäre es, wenn diese Centren die Absolventen auch weiter regional betreuen könnten.
- Ablösungsprozesse gilt es für die Absolventen mit Autismus im Rahmen von Abschlussritualen (Abschlussfeier, Zeugnisüberreichung) zu erleichtern. In Orientierung an den bei van Gennep beschriebenen „rites de passage" ist es für die jungen Leute besonders wichtig, Lebensabschnitte formell abzuschließen und sich Neuen zu öffnen. Menschen mit Autismus sind dabei besonders auf Strukturhilfen angewiesen, da es ihnen schwerer fällt, sich auf Neues einzulassen und sich neu zu orientieren.
- Für einen Großteil der Entlassenen wird es erforderlich sein, ihre Kenntnisse hinsichtlich der sublimen sozialen Regeln des Zusammenlebens immer wieder aufzufrischen bzw. zu erweitern. Soziales Kompetenztraining könnte von örtlichen Trägern oder von sozialpsychiatrischen Diensten angeboten werden. Allerdings ist es erforderlich, die Zuständigkeit bei der Kostenübernahme zu klären.

2.11.3 Mobbingprävention und -intervention

Im Projektverlauf hat sich herausgestellt, dass das Zusammenleben und -arbeiten mit anderen Auszubildenden sehr konfliktreich sein kann. Nun ist es nicht außergewöhnlich, dass es im Arbeitsalltag oder in den Freizeit- und Internatsgruppen, wenn verschiedene junge Menschen zusammen sind, immer wieder zu Auseinandersetzungen kommt. Allerdings hat sich gezeigt, dass Hintergründe und Anlässe der konflikthaften Zuspitzungen bei jungen Menschen mit Autismus häufig einen sehr spezifischen Charakter tragen.

Etliche internationale Studien sowie biographische Berichte von Betroffenen bestätigen, dass dieser Personenkreis überzufällig häufig von Mobbingprozessen (Bullying) betroffen ist (vgl. KAPCHINSKY/ FOX 2004; DUBIN 2007). So interviewte HEINRICHS (2003) 400 Eltern von Kindern mit ASD im Alter zwischen 4 und 17 Jahren. 94 % der Befragten berichten über Mobbingerfahrungen bei ihren Kindern. LITTLE (2002) kommt zu dem Ergebnis, dass Kinder mit ASD vier Mal häufiger von Mobbing betroffen sind als ihre Alterskameraden. KONSTANTAREAS (2005) referiert, dass von 22 befragten Eltern alle beklagten, dass ihre Kinder Opfer von Mobbing wurden. Im Durchschnitt gab es 1,25-

mal pro Woche solche Vorfälle: 23 % der Eltern gaben an, dass die Kinder zwei oder mehrmals die Woche schikaniert würden. DUBBIN (2007), selbst vom Asperger-Syndrom betroffen, beschreibt eindringlich seine eigene Leidensgeschichte und berichtet von einer Vielzahl von typischen Vorkommnissen bei Menschen mit ASD, über die er Kenntnis erhalten konnte.

Gespräche mit den Auszubildenden im BBW und mit Berufstätigen aus dem autistischen Formenkreis bestätigten gleichfalls, dass sie außerordentlich häufig von Mobbingprozessen betroffen sind. Die Berichte und die Beschwerden der Betroffenen haben dazu geführt, diesem Phänomen verstärkt Aufmerksamkeit zu widmen. Schließlich beeinträchtigt sie diese Erfahrung sozialer Ausgrenzung und Diskriminierung in ihrem beruflichen Fortkommen elementar. Nicht zuletzt ist ihre berufliche Entwicklung und persönliche Stabilität nachgerade davon in Abhängigkeit zu sehen, inwieweit es ihnen gelingt, auf Provokationen adäquat zu antworten und sich im betrieblichen Alltag zu behaupten.

2.11.3.1 Hintergrund

Mobbing gilt seit den 60er Jahren als ein generelles Problem unserer Arbeitsgesellschaft, von der nicht nur Menschen mit Autismus betroffen sind. LEYMANN (1995), der über Jahrzehnte hinweg umfangreiche Studien unter den verschiedensten Berufsgruppen in Schweden durchgeführt hat, geht davon aus, dass 3,5 % der arbeitenden Bevölkerung unter Mobbing leiden. Dies würde bedeuten, dass 1,1 Millionen Menschen in der BRD Opfer von systematischen Feindseligkeiten am Arbeitsplatz sind (www.mobbing-am-arbeitsplatz.de). LEYMANN prägte den Begriff „Mobbing“ und nutzte ihn zur Beschreibung eines Phänomens, bei dem Einzelpersonen oder eine Gruppe von Personen einen (unterlegenen) Kollegen, Mitarbeiter, Vorgesetzten gezielt, häufig und über einen längeren Zeitraum hinweg angreifen mit dem Ziel und/oder dem Effekt des Ausstoßes aus dem Arbeitsverhältnis (vgl. 1995, 18). Unter Mobbing können damit negative kommunikative Handlungen verstanden werden, die gegen eine Person gerichtet sind. Sie können von einer oder mehreren Personen ausgehen, sich über eine längeren Zeitraum erstrecken und die Beziehungen zwischen den Beteiligten (auch bei Schülern, Auszubildenden, den Beschäftigten oder zwischen den Vorgesetzten und einzelnen Beschäftigten) dauerhaft und nachhaltig belasten.

Besondere Aufmerksamkeit verdient jedoch der Verdacht, dass Menschen mit Behinderungen in viel höherem Ausmaß als die Durchschnittsbevölkerung von Mobbing betroffen sind: So betrug bspw. in einer Untersuchung von LEYMANN (n = 364) die Mobbing-Häufigkeit in schwedischen Non-Profit-Betrieben das 5- bis 7-Fache (21,6 %) des Durchschnittswertes (vgl. www.mobbing-am-arbeitsplatz.de). Dass von diesen Herabwürdigungen und Provokationen insbesondere Menschen mit Behinderungen betroffen sind, die als besonders schutzbedürftig gelten, wurde zum Gegenstand diverser Nachforschungen. Folgende Ursache könnte diesem Phänomen zu Grunde liegen: Je deutlicher Menschen vom gewohnten Bild, von den Erwartungshaltungen der Mitmenschen im Arbeitsalltag abweichen, desto eher geraten sie in Gefahr, gemobbt zu werden. Dies bedeutet: Menschen mit einer anderen Hautfarbe, aus einer anderen Kultur, Menschen, die die Landessprache, den Dialekt nicht beherrschen, die ungewohnte Kleidung tragen, andere Gewohnheiten oder Verhaltensrituale zeigen, Personen, die von den Verhaltenscodizes eines Betriebes abweichen, geraten rasch in die Schusslinie gezielter Angriffe. Mobbing ist allerdings nicht linearkausal zu erklären, sondern immer ein Produkt mehrerer Variablen: Wenn die abweichende Person nämlich über Fähigkeiten verfügt, die andere bewundern, wenn sie besonders schlagfertig ist, Humor hat, sich durchsetzen kann oder über einen höheren Status verfügt, wird sie sich rasch Anerkennung verschaffen. Allerdings, wer Schwächen zu erkennen gibt, sich hilflos zeigt und sich einschüchtern lässt, wird damit rechnen müssen, dauerhaft zum Mobbingopfer zu avancieren.

Je eher die Gefahr besteht, dass ein Mitarbeiter die Gruppensituation zu seinen Gunsten beeinflussen und anderen die Privilegien streitig machen könnte, desto eher gerät er in Gefahr, gemobbt zu werden. Dies wäre der Fall, wenn ein neuer Mitarbeiter durch Fähigkeiten überzeugt, Kollegen jedoch befürchten, dass er sie lieb gewonnener Privilegien berauben oder ihnen ihren sozialen Status streitig machen könnte. Bei Personen, die als mögliche Rivalen identifiziert werden, aber auch Schwächen erkennen lassen, ist damit zu rechnen, dass versucht wird, sie an ihrer Achillesferse zu verletzen. Bei Menschen aus dem autistischen Formenkreis handelt es sich in der Regel um Auszubildende, die weniger Probleme im handwerklichen Bereich oder bezüglich der schulischen Anforderungen, vielmehr Defizite in sozialer und kommunikativer Hinsicht zeigen. Von daher geht von ihnen in der Regel keine Gefahr für die Destabilisierung der Gruppenposition eines anderen aus, zumal sie sich andere Menschen gegenüber eher distanziert zeigen. Sie neigen per se nicht dazu, mit anderen zu rivalisieren oder in einen Wettstreit mit ihnen einzutreten. Daher kann davon ausgegangen werden, dass bei Personen mit Autismus Konkurrenzprobleme eher in den Hintergrund treten.

Je schwächer die soziale Rolle ist, die eine Person einnimmt, desto eher läuft sie Gefahr, ein Opfer von Mobbing zu werden. Auch hier kann von keinem Automatismus ausgegangen werden. Die Reaktionen der Kollegen sind auch vom Betriebsklima und ihren Vorerfahrungen in Abhängigkeit zu sehen. Mobbingprozesse entwickeln sich, wenn dazu die Gruppenkonstellation ungünstig, die Kollegialität wenig ausgeprägt und der Arbeitsstress erheblich ist. Auf der Seite des Gemobbten schlägt zu Buche, dass Mobbingversuche dramatisch zunehmen, wenn er weder über kommunikative noch über angemessene soziale Fähigkeiten verfügt, um sich den Vorwürfen/Angriffen gegenüber angemessen zur Wehr zu setzen. Damit kommt hinzu, dass sich die angegriffene Person subjektiv unterlegen fühlt oder den Zumutungen objektiv nicht gewachsen ist. Der hier beschriebene Hintergrund gilt für Menschen mit Autismus eher als typisch.

Je unzureichender die sozialen Kompetenzen des Mobbingopfers ausgeprägt sind, desto eher werden sie von Mobbing bedroht. Dies bedeutet, dass Personen, die selbst die Empfindungen anderer Menschen nicht ausreichend wahrnehmen, über sie hinweg gehen oder diese ignorieren, als arrogant, distanziert oder feindselig gelten, gegen die man zu opponieren beginnt. Aufgrund der sozialen Defizite autistischer Menschen geraten sie verstärkt in Gefahr, von anderen Menschen als unsensibel erlebt zu werden.

2.11.3.2 Auswirkungen

Die allgemeinen Auswirkungen von Mobbing sind u.U. erheblich: Betroffene klagen über diverse psychosomatische Beschwerden, sie zeigen Ausweich- oder Fluchtverhalten, langfristig können die Betroffenen psychisch erkranken. Mobbingerfahrungen bilden sich als deprimierende Erfahrung in der Biographie ab und bedeuten auch im fortgeschrittenen Lebensalter eine erhebliche Beeinträchtigung der Lebensqualität oder Gesundheit. Bei Mobbingopfern werden gehäuft folgende Beschwerden und Verhaltensweisen beobachtet:

- psychosomatische Beschwerden (Kopfschmerzen, Magenschmerzen, Antriebslosigkeit)
- posttraumatische Belastungssyndrome
- generalisiertes Angstsyndrom
- Depression
- Verlust des Selbstwertgefühls
- Schuldgefühle und Selbstbezichtigungen
- Zwänge (Dauerreden)
- Übersprungshandlungen
- Konzentrationsverlust

- Suchtverhalten
- Furchtsamkeit
- Schlafstörungen
- Gefühle der Hilflosigkeit
- Kontrollverlust
- Suizidneigungen
- Anfälligkeit für Krankheiten
- Grübeln
- Misstrauen
- niedrige Toleranzschwelle
- Fernbleiben von der Schule
- Schwierigkeiten im Erwachsenenalter im Umgang mit dem anderen Geschlecht (GILMARTIN 1987).

2.11.3.3 Menschen mit Autismus als Mobbingopfer

Warum sind jedoch insbesondere Personen mit Asperger-Syndrom und HFA davon betroffen? Vermutlich sind ihre Besonderheiten im sozialen Umgang mit anderen Menschen maßgeblich, die sie zum Mobbingopfer prädestinieren (vgl. KAPCHINSKY/ FOX 2002, 263 f).

Kommunikationsschwierigkeiten

Menschen mit Autismus verstehen die Fragen anderer Menschen nicht ohne Weiteres und werden deshalb für „beschränkt" gehalten, wenn sie auf konkrete Anweisungen nicht reagieren oder sich aufgrund ihrer ausgeprägten Bereitschaft, metaphorische Begriffe wörtlich zu interpretieren, lächerlich machen. Sie referieren kenntnisreich über Spezialgebiete, ohne zu berücksichtigen, dass dies andere Menschen nicht in diesem Ausmaß interessiert und sie gehen ihnen deshalb auf die Nerven. Einige verfügen über einen ausgeprägten elaborierten Wortschatz. Die übrigen Jugendlichen mit Lernbehinderung erleben sie als merkwürdig und halten sie u.U. für hochnäsig. Menschen mit Autismus fällt es schwer, einem Gesprächspartner zuzuhören, sie unterbrechen rasch den Gesprächsfluss, sie meiden eher einen Themenwechsel (Monotropismus) und kommen immer wieder auf ihr Thema zurück. Wenn sie nicht gelernt haben, in der Kommunikation den sozial üblichen körperlichen Abstand einzuhalten, fühlen sich andere bedrängt oder herausgefordert.

Oft wird ihnen vorgeworfen, andere Menschen selbst zu mobben. Tatsächlich kommt es vor, dass andere Auszubildende unangemessen oder tabulos kritisiert werden, wenn ihnen ein Fehler unterläuft. Ohne dass sie sich darüber im Klaren sind, avancieren sie damit zu einem provokanten Opfer („Du bist dumm, ich möchte nicht mit dir arbeiten.“ – „Du stinkst, ich möchte nicht mit dir zusammen sein.“). Da sie aus sprachlichen Konnotationen, sprachbegleitenden Gebärden und Gesten keine sinnvollen Informationen entnehmen können, fallen sie auf ironische Äußerungen herein. Ihre Naivität oder Ehrlichkeit lässt sie nicht erahnen, dass andere sie auf den Arm nehmen wollen. Sie nehmen jede Äußerung für bare Münze.

Empathieschwierigkeiten
Aufgrund einer Dysfunktion der Spiegelneurone fällt es ihnen von Kind an schwer, sich in die Gefühlslage und Gedankenwelt anderer Menschen angemessen hineinzuversetzen. So missachten sie – ohne dies zu beabsichtigen – die Gefühlslage der Kollegen, verstehen nicht, wenn es ihnen schlecht geht, brüskieren sie mitunter oder treten unbeabsichtigt ins Fettnäpfchen. (Ein Jugendlicher im BBW ließ sich von den Kameraden dazu verleiten, einem Mädchen gegenüber obszöne Äußerungen auszusprechen.)

Besonderheiten bei Gefühlsäußerungen
Wie etliche Forschungen unter Beweis gestellt haben, haben sie durchaus Empfindungen, äußern diese jedoch in einer Weise, die für nicht behinderte Kollegen nicht immer verständlich oder nachvollziehbar erscheinen. Sie können sich über banale Alltagsereignisse erregen oder bei Vorgängen, die andere verunsichern, unbeteiligt reagieren. Sie zeigen hohe Sensibilität auf idiopathische Reize, geringe Frustrationstoleranz oder neigen zu überschießenden Emotionen, die in der sozialen Situation als unangemessen gelten. (Eine Auszubildende im BBW weint aus nichtigem Anlass. Nun wird sie von anderen ständig so provoziert, dass sie immer wieder in Tränen ausbricht.)

Wahrnehmungsprobleme
Ihre Wahrnehmungsprobleme führen zu sensiblen Reaktionen auf fluoreszierendes Licht, Lärm, Geräusche, Kleidungsstücke, die von den übrigen Auszubildenden mit Spott oder Unverständnis kommentiert werden können. Unter Umständen kann auch die mangelhafte Hygiene (Zähne putzen, Haare waschen) auf sensorische Besonderheiten der Eigenwahrnehmung zurückgeführt werden, die bei Außenstehenden Missbilligung hervorruft. Jugendliche mit Autismus werden lächerlich gemacht, weil sie modischen Strömungen der Jugendkulturen keine besondere Bedeutung zumessen. (Ein Jugendlicher wird gemobbt, weil er den Pullover in die Hose schiebt oder zu kurze Hosen trägt.)

Kognitive Besonderheiten „Theory of Mind"
Da es ihnen schwerfällt, sich in die Vorstellungswelt anderer Menschen hineinzuversetzen, also sich vorzustellen, was andere beabsichtigen, meinen oder wünschen, verhalten sie sich sozial naiv. (Ein Jugendlicher kann täuschend echt Zuggeräusche imitieren. Die Kameraden animieren ihn zu diesen Geräuschen und sie imitieren ihn. Dies führt dazu, dass der Jugendliche die Geräusche fortwährend in der Arbeit und in der Freizeit in der Absicht produziert, den Kameraden damit einen Gefallen zu tun. Tatsächlich wird er von ihnen lächerlich gemacht. – Ein Jugendlicher wird in der Berufsschule aufgefordert, die Kreide von der Tafel abzulecken. Er genießt die Aufmerksamkeit, möchte gefallen, wird jedoch verspottet und ausgegrenzt.)

Viele bemühen sich, es den anderen Jugendlichen recht zu machen, ihnen zu gefallen. Es ist ihnen nicht klar, welche Absichten damit verfolgt werden. (Jugendliche werden von Kameraden aufgefordert, ihnen Geld auszuleihen, das sie nie wieder zurückbekommen. – Sie werden genötigt, für andere etwas einzukaufen und können sich gegen dieses Ansinnen nicht zur Wehr setzen.) Es fällt ihnen nicht leicht, aus mehreren Einzelinformationen einen übergreifenden Zusammenhang herzustellen. Da sie nun verschiedene Vorgänge nicht im Überblick wahrnehmen und zu einer vereinfachten nicht komplexen Einschätzung gelangen, (Monotropismus versus Polytropismus), neigen sie zu Fehlinterpretationen oder Überreaktionen. (In der Ausbildung zum Gartenfachwerker necken sich die Auszubildenden, in dem sie kleine Steinchen aufeinander werfen. Dieses Verhalten wird von einem jungen Mann mit Asperger-Syndrom beobachtet und auf seine Weise imitiert: Er wirft mit größeren Steinen zurück und provoziert damit einen Konflikt. Die Verhältnismäßigkeit der Mittel und die Absichten werden von ihm missverstanden.)

Motorische Probleme
Häufig geben linkische oder gezierte Körperbewegungen Anlass zum Spott. Aufgrund ihrer Bereitschaft zu stereotypen motorischen Verhaltensweisen geraten sie in Gefahr, von anderen lächerlich gemacht zu werden. (Ein Jugendlicher wird wegen seines auffälligen Gangs als „Storch" verspottet.) Verhaltene motorische Reaktionen mit Verzögerungen bis zu zehn Sekunden werden insbesondere im Sport als provokativ erlebt.

Kontaktaufnahme zum anderen Geschlecht
Da sie dem anderen Geschlecht gegenüber kein typisches Werbeverhalten an den Tag legen, werden sie für „schwul" gehalten oder bezeichnet.

Es fällt ihnen nicht leicht, sich gegen diese als Abwertung empfundenen Zuschreibungen zu wehren.

Desinteresse an Jugendkultur
Ihre Spezialinteressen gelten typischerweise nicht der Popkultur, dem Sport, TV Soap Operas oder der Mode. Daher gibt es wenig jugendtypische Gemeinsamkeiten, die sie mit anderen teilen können. Dies prädestiniert sie zum Außenseiter.

Vorstellungskraft und Phantasie
Direkt befragt, werden sie in der Regel die Wahrheit sagen. Andere Menschen anzulügen, um sich einen Vorteil zu verschaffen, bleibt ihnen unverständlich. Dies wird von anderen Auszubildenden als Naivität belächelt. (Es fällt ihnen schwer, von Regeln eines Spiels abzuweichen oder neue Regeln zu entwickeln, da sie diese Regeln als allgemeingültig betrachten)

Fehlinterpretation von Mobbing
Ihre begrenzten Fähigkeiten, soziale Zusammenhänge hinreichend zu erfassen und den Wortsinn von Mobbing zu begreifen, führen dazu, dass sie bisweilen lediglich den Eindruck haben, von ihren Mitmenschen gemobbt zu werden. Unter Umständen lässt sich dies auch auf negative Erfahrungen mit den Mitmenschen zurückzuführen. Wenn sie einmal verstanden haben, dass andere sie gerne provozieren, dann kann es sein, dass sie aufgrund ihrer unzulänglichen Fähigkeit, soziale Situationen angemessen einzuschätzen, zu Fehlannahmen gelangen („Ich werde gemobbt": So wurden von einem autistischen Jugendlichen Kameraden des Mobbings bezichtigt, obwohl sie nur eine andere Meinung vertraten; einem Ausbilder wurde Mobbing unterstellt, obwohl er den Azubi nur aufgefordert hatte, mit einer neuen Arbeit zu beginnen.)

2.11.3.4 Zusammenfassung

Aus diesen Hinweisen ergibt sich, dass sie als Mobbingopfer prädestiniert sind,

- weil sie behindert sind,
- weil man ihnen die Behinderung nicht ansieht,
- weil sie Auffälligkeiten zeigen, die Kameraden nicht einordnen, verstehen können,
- weil sie in einem Lebenszusammenhang stehen mit Menschen, die generell in Gefahr geraten, von anderen missachtet zu werden,
- weil sie geistig anderen überlegen sind,
- weil sie nicht realisieren, dass sie gemobbt werden,
- weil sie sich nicht angemessen wehren können,
- weil sie nicht nur Mobbingopfer, sondern unbeabsichtigt auch Täter sein können.

Während sich die Auszubildenden mit Autismus im BBW noch in einer geschützten Situation befinden, treffen sie im beruflichen Alltag auf Situationen, in denen sie sich behaupten müssen. Dies macht es erforderlich, sie auf diese Situationen angemessen vorzubereiten.

Nachdem bereits auf die Situation des Mobbingopfers eingegangen wurde, sollten im Folgenden die des Mobbingtäters, die Rahmenbedingungen, die Rolle der betrieblichen Vorgesetzten und auslösende Situationen näher erörtert werden. Als Mobbingtäter kommen Jugendliche in Frage,

- die eine Führungsposition in der Peergruppe einnehmen und anderen ihre Überlegenheit beweisen müssen,
- die aufgrund von unverarbeiteten Traumata dazu neigen, andere zu quälen, insbesondere, wenn sie sich unbeobachtet wähnen, da sie sich der sozialen Ablehnung ihres Handelns bewusst sind,
- die selbst gemobbt wurden und ihre Aggressionen an Schwächere weitergeben,
- die andere mobben, um in einer begehrten Peergruppe dazuzugehören.

Da ein Großteil der lernbehinderten Jugendlichen im BBW bereits in der Schule oder außerhalb selbst Opfer von Mobbing wurde, bilden sich Stigmatisierungseffekte und Ausgrenzung bei ihnen als biographische Erfahrung ab. Um die Aufmerksamkeit anderer Menschen zu erhalten und um das angegriffene Selbstbewusstsein zu restaurieren wird – ein typischer Mechanismus – versucht, jemanden ausfindig zu machen, der noch größere Schwierigkeiten hat, im Alltag zurechtzukommen. Der Sündenbocktheorie zufolge besteht die Gefahr, dass Menschen in Randpositionen aufgrund eigener deprimierender Erfahrungen nicht füreinander einstehen oder sich gegenseitig in Schutz nehmen, sondern Gefahr laufen, sich auf Kosten des (noch) Schwächeren zu profilieren. Ausschlaggebend für Mobbinghandeln kann auch sein, dass eine Konfliktregelung misslingt oder jemand um seinen Einfluss in der Gruppe fürchten muss.

Betriebliche Rahmenbedingungen
Erkenntnisse aus der Arbeitswelt haben ergeben, dass Arbeit unter Zeitdruck, gleichförmige, langweilige Arbeit mit geringen Entscheidungsmöglichkeiten zu Unzufriedenheit führt und Mobbing ein Ventil für eigene Frustrationen sein kann. Gleichfalls wird darauf hingewiesen, dass ein harter Konkurrenzkampf im Betrieb, das Fehlen einer von allen akzeptierten Grenzlinie, die vorgibt, was erlaubt ist, ein Machtgefälle zwischen Täter und Opfer oder die Zugehörigkeit zu einer Gruppe mit anderer Sprache, Kultur, Religion ein Anlass sein kann.

Führungsverhalten der Vorgesetzten
Vorgesetzte, die schwelenden Konflikten gegenüber zuviel an Toleranz erkennen lassen, zu Ignoranz oder Verharmlosung von Mobbing tendieren und keine Grenzen aufzeigen, vermitteln den Beschäftigten, dass diskriminierende Handlungsweisen „erlaubt" sind oder übersehen werden, also keine Konsequenzen nach sich ziehen. Wenn Vorgesetzte mobben und ihre Macht missbrauchen, erfolgt dies in der Absicht, die Führungskontrolle nicht zu verlieren und unliebsame Mitarbeiter zur Kündigung zu treiben.

Auslösende Situationen
Schwelende Konflikte am Arbeitsplatz können in Mobbing münden, wenn sie nicht beigelegt werden können. Wenn ein Mitarbeiter mit Autismus als schwach oder hilflos erlebt wird, sich nicht wehren kann oder unangemessen auf die Angriffe reagiert und von den Vorgesetzten oder Kollegen nicht in Schutz genommen wird, dann kann die Situation rasch eskalieren. Für die Prävention und Intervention bei Mobbing lassen sich hieraus folgende Überlegungen ableiten: Es gilt auf die Opfer, auf die potenziellen Täter, auf das Betriebsklima, auf die auslösenden Situationen und auf das Verhalten der Vorgesetzten Einfluss zu nehmen.

Empowerment der Opfer

Bei den Opfern oder potenziellen Opfern geht es darum, Voraussetzungen zu schaffen, um auf eine gegen sie gerichtete Aktion angemessen reagieren zu können. Dazu gehört,

- ihnen bewusst zu machen, dass sie gemobbt werden;
- Müdigkeit, Rückzug, Krankfühlen als psychosomatische Reaktionen auf mögliche Mobbingerfahrungen ernst zu nehmen;
- Jugendlichen mit Autismus zu erklären, was man unter Mobbing versteht;
- bei der Aufnahme in eine überbetriebliche Ausbildungsstätte Ausbilder und soziale Betreuern darüber zu informieren, auf welche Art und Weise Personen mit ASD auf Mobbing reagieren (Rückzug etc.);
- autistischen Jugendlichen die Diagnose Autismus zu erklären, ohne dass sie sich deshalb schlecht fühlen müssen;
- zu einer positiven Sichtweise der eigenen Person mit Behinderung/Asperger-Syndrom zu verhelfen, Selbstbewusstsein stärken;
- Verhaltensauffälligkeiten anderen Jugendlichen gegenüber angemessen zu erklären, damit sie keinen Anlass zum Mobben bieten;
- aktive Hilfestellung zu geben bei der Integration in die Internats- oder Arbeitsgruppe;
- dafür Sorge zu tragen, dass die Jugendlichen einen persönlichen Ansprechpartner konsultieren können;
- für neu aufgenommen Jugendliche ein Tutorium einzurichten, das von einem anderen Jugendlichen wahrgenommen wird;
- ihnen zu einer sozial anerkannten Rolle zu verhelfen, indem z.B. auf die Spezialinteressen der Jugendlichen Bezug genommen wird (Kochen, Funktionsweise eines Computers überprüfen etc.);
- gemeinsame Hobbys ausfindig zu machen, die zwischen potenziellen Mobbingtätern und -opfern eine Verbindung schaffen kann;
- sie zur Körperhygiene anzuhalten;
- soziale Trainingsmaßnahmen durchzuführen;
- Rückzugsmöglichkeiten, Schutz zu bieten.

Arbeit mit Kollegen

Im Umgang mit den potenziellen Mobbingtätern oder Mitläufern kommt es darauf an, in der Alltags- und Betriebskultur klare Signale zu setzen:

- Einführung verbindlicher Regeln gegen Diskriminierung und Gewalt,
- klare, rasche Interventionen bei Mobbing,
- Mobbinginitiativen auf keinen Fall ignorieren,

- Kollegen über Autismus informieren: Was ist Autismus, warum zeigen autistische Menschen auffällige Verhaltensweisen?
- Kameraden oder Kollegen gezielt ansprechen, die einen circle of friends für die gefährdeten Jugendlichen bilden können,
- Tutor benennen: Verantwortliche Begleitung durch einen Freund und Beschützer,
- couragiertes Auftreten von Gruppenmitgliedern gegen Mobbingtäter belohnen,
- eigene, frühere Mobbingerfahrungen reflektieren.

Betriebsklima, Umfeldgestaltung

Präventive Bedeutung erhält die Aufmerksamkeit, die man diesem Problem im Vorfeld möglicher Aktivitäten widmet. Dazu gehört

- die Sensibilisierung der Ausbilder und Erzieher für die Empfindlichkeiten und die Verletzlichkeit dieses Personenkreises durch einschlägige Fortbildungsmaßnahmen und begleitende Fachberatung,
- die Formulierung eines Leitbildes und konzeptioneller Grundlagen für eine geeignete Umgangs- und Unternehmenskultur,
- die Festlegung einer Grenzlinie, die nicht überschritten werden darf,
- die Bekanntmachung ethischer Regeln des sozialen Umgangs,
- es, bei Ausbildern Verständnis zu schaffen für Überforderungsgefühle des Personenkreises,
- die Einführung der Konfrontationsmethode nach dem Glen-Mills-Konzept.

Führungsstil

Der Führungsstil der sozialen Betreuer und der betrieblichen Vorgesetzten spielt eine entscheidende Rolle im Umgang mit Mobbingprozessen:

- Vorfälle müssen ernst genommen, dürfen nicht ignoriert, verharmlost werden.
- Die Täter müssen gezielt angesprochen werden. Auf die Konsequenzen ihrer Handlungen ist hinzuweisen.
- Bei schwelenden Konflikten reicht es nicht aus, Maßnahmen auszusprechen, vielmehr gilt es, Hilfestellung zu leisten, damit Konflikte konstruktiv gelöst und eine negative Solidarisierung verhindert werden können.
- Dem Täter sollten Wiedergutmachungsauflagen erteilt werden, um den sozialen Frieden wieder herzustellen.

Effekte und Empfehlungen
Menschen aus dem autistischen Formenkreis sind besonders gefährdet, Opfer von Mobbing zu werden. Wenn es gelingt, geeignete Rahmenbedingungen zu schaffen und Maßnahmen zu ergreifen, können Mobbingvorgänge frühzeitig erkannt und verhindert werden. Allerdings sind Maßnahmen, auf das BBW beschränkt, nicht hinreichend. Insbesondere die Stabilisierung der Beschäftigten mit Autismus ermöglicht es ihnen, sich im Beruf angemessen gegenüber möglichen Mobbingprozessen zu wehren und Anfeindungen entgegenzustellen.

2.12 Entwicklungen der letzten Jahre im Bereich der überbetrieblichen Ausbildung

„Menschen mit Autismus in Berufsbildungswerken oder gar in einer Beschäftigung auf dem allgemeinen Arbeitsmarkt?“ Die Antwort hätte vor wenigen Jahren vermutlich häufig noch „undenkbar“ gelautet. Umso interessanter waren die Entwicklungen, die seit Mitte der 1990er Jahre zu beobachten waren und die in der Projektlaufzeit offenkundig verstärkt wurden. Nimmt man das Jahr 1996 als Referenz, so wurden zu diesem Zeitpunkt in den am Projekt beteiligten Berufsbildungswerken zwei Personen mit Autismus beschäftigt. Es ist davon auszugehen, dass in allen 52 Berufsbildungswerken in Deutschland schon immer vereinzelt Menschen mit Autismus betreut wurden (vgl. DALFERTH 1991), es handelte sich jedoch um Einzelfälle oder um Personen, bei denen die Diagnose Autismus bis dato nicht gestellt war. Im Ergebnis spielte die Personengruppe bis zur Jahrtausendwende im Rahmen der überbetrieblichen Ausbildung eine untergeordnete Rolle bzw. wurde nicht als relevante Zielgruppe erkannt. Aufgrund vereinzelter Anfragen nahm sich das Berufsbildungswerk St. Franziskus in Abensberg im Jahr 1996 erstmals gezielt dieses Personenkreises an. Von 1996 bis 2002 wurde die Anzahl der Klienten schrittweise von zwei auf 13 erhöht (vgl. Abb. 18).

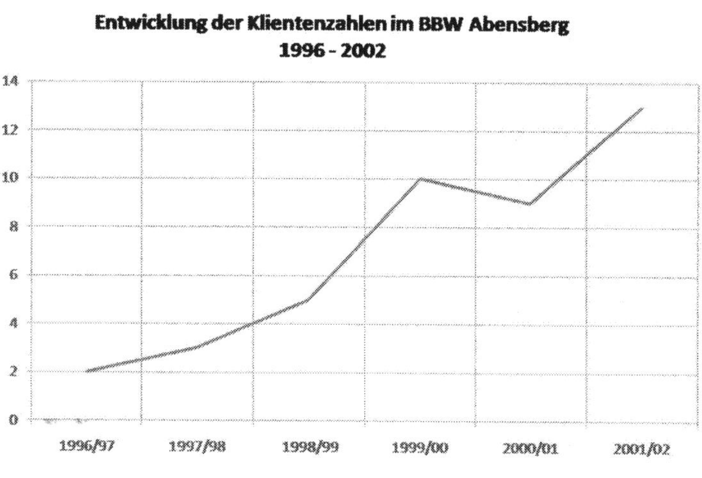

Abbildung 18: Entwicklung der Klientenzahlen Abensberg 1996–2002

Die stetig ansteigenden Klientenzahlen und deutlich zunehmende Anfragen von Seiten Betroffener, Angehöriger, Verbänden und auch Arbeitsagenturen führten zu einer kontinuierlichen Ausweitung des Angebotes und schließlich zur Beantragung des ersten Modellprojektes zum Thema Berufliche Rehabilitation von Menschen mit Autismus, das von März 2003 bis Juni 2006 im Berufsbildungswerk Abensberg durchgeführt wurde. Im Rahmen der Projektarbeit wurde mit Partnereinrichtungen zusammengearbeitet, die allesamt das Ziel verfolgten, ihr Förder- und Qualifizierungsangebot für Menschen mit Autismus kontinuierlich auszubauen. Blickt man auf diesen ersten Projektzeitraum, waren folgende Entwicklungen zu verzeichnen (vgl. Abb. 19):

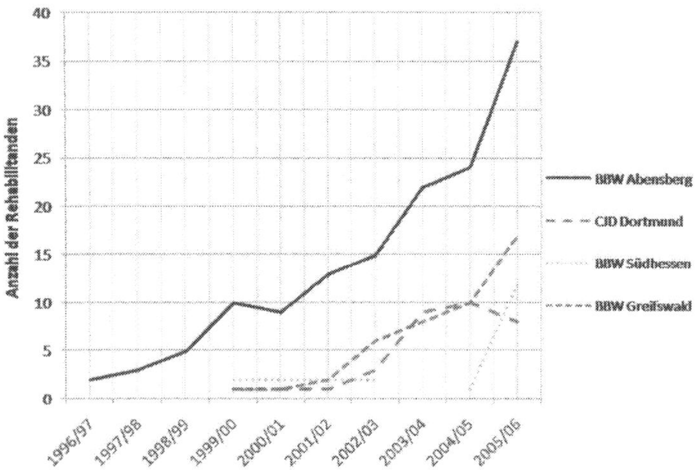

Abbildung 19: Entwicklungen in den Partnereinrichtungen 1996–2006

Der deutliche Anstieg von 26 Klienten im Jahr 2003 auf 76 Klienten im Jahr 2006 lässt den Schluss zu, dass der Bedarf an überbetrieblichen Ausbildungsplätzen und Bildungsmaßnahmen für Menschen mit Autismus weitaus höher ist als bis zu diesem Zeitpunkt angenommen werden konnte. Noch deutlicher wird das Bild, wenn man nur die Entwicklungen der BBW im Zeitraum der beiden Modellprojekte zwischen 2003 und 2008 in den Fokus nimmt. In diesem Zeitrum wurden die Klientenzahl von 26 auf 119 gesteigert und die Anzahl der Rehabilitanden mit Autismus so verfünffacht (vgl. Abb. 2).

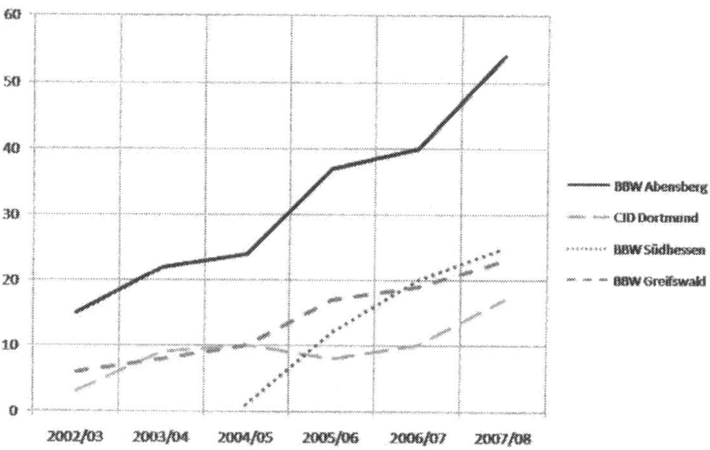

Abbildung 20: Entwicklungen in den Partnereinrichtungen 2003–2008 (Projektlaufzeit)

Die Gesamtzahl junger Menschen mit Autismus, die in den vergangenen zwölf Jahren in den vier am Projekt beteiligten Berufsbildungswerken in Berufsvorbereitenden Bildungsmaßnahmen und Ausbildungsgängen beruflich gefördert wurden, beträgt 250 Rehabilitanden und verteilt sich wie folgt:

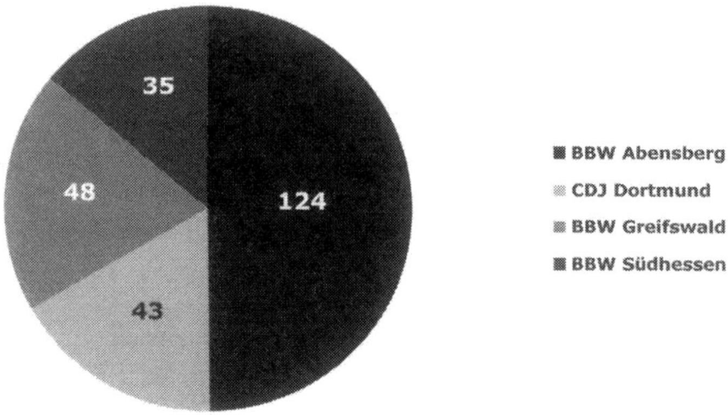

Abbildung 21: Gesamtzahlen in den Partnereinrichtungen 1996–2008

Über Fortbildungsangebote und Netzwerkarbeit wurde deutlich, dass sich seit 2003 zunehmend andere Berufsbildungwerke diesem Personenkreis öffnen. Dies lässt den Schluss zu, dass der Bedarf an Maßnahmen zur beruflichen Förderung und Qualifzierung keinesfalls gedeckt ist. Aktuell ist davon auszugehen, dass in allen Berufsbildungswerken im Bundesgebiet mindestens 300 Rehabilitanden aus dem autistischen Formenkreis betreut werden – die tatsächliche Anzahl liegt vermutlich weit höher. Alleine über die Schulungen im Rahmen des Projektes haben sich neben den vier Partnereinrichtungen sechs weitere BBW fachlich intensiv auf den Personenkreis eingestellt.

Vermittlung und Integration

Bislang konnten 28 Rehabilitanden mit Autismus ihre Ausbildung in den BBW Abensberg, Dortmund, Greifswald und Südhessen abschließen. Dabei konnten folgende Vermittlungserfolge erzielt werden:

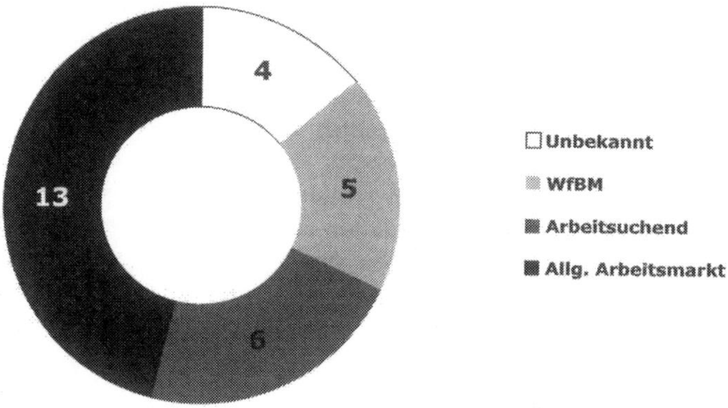

Abbildung 22: Integrationsstatistik Stand Juni 2008

Die aktuellen Vermittlungszahlen stellen allenfalls eine Momentaufnahme dar. Erst eine höhere Zahl von Absolventen wird statistisch relevante Daten über die Eingliederungschancen liefern. Die abgebildete Tendenz stimmt jedoch sehr optimistisch. Gründe dafür sind zum einen darin zu sehen, dass sich die Erfahrungen und damit die Förder- und Vermittlungeffizienz der BBW im Bezug auf den Personenkreis in den vergangenen Jahren deutlich verbessert und weiterentwickelt hat. Den zweiten wesentliche Faktor stellt die Situation auf dem allgemeinen Arbeitsmarkt bis zum Jahr 2008 dar, der für Menschen mit Beeinträchtigungen im Allgemeinen, und damit auch für Personen mit Autismus, eine freundlichere Perspektive bot. Diese Annahme wird durch den Rückgang der Arbeitslosenzahlen behinderter Menschen bestätigt, der nur leicht unterhalb der Entwicklungen der allgemeinen Arbeitslosenzahlen liegt. Zwischen März 2007 und März 2008 (vgl. BSK 2008) betrug der Rückgang 13,5 % auf 157543 arbeitslose Menschen mit Behinderungen.

Neben der beruflichen Qualifizierbarkeit von Menschen mit Autismus steht heute außer Frage, dass der Personenkreis auch seinen Platz auf dem allgemeinen Arbeitsmarkt finden kann – wenngleich dies nicht bedeuten soll, dass jeder junge Mensch mit Autismus ausgebildet und beruflich integriert werden kann. Die Möglichkeiten und Formen der beruflichen Förderung sind sehr von der individuellen Ausprägung der autistischen Behinderung des Jugendlichen abhängig.

Differenzierte Entwicklungsverläufe
Im Berufsbildungswerk Abensberg wurden seit 1996 125 Rehabilitanden mit Autismus betreut. 96 Klienten durchliefen zunächst eine Berufsvorbereitende Bildungsmaßnahme, von denen 29 in eine Ausbildung mündeten. 31 Rehabilitanden erhielten nach der BvB die Empfehlung einer Eingliederung in Werkstätten für behinderte Menschen. Insgesamt neun BvB-Maßnahmen mussten abgebrochen werden; Gründe waren in erster Linie Überforderungssituationen. Alternative Wege nach der BvB wurden von vier Personen eingeschlagen. Derzeit sind 35 Jugendliche in der BvB aktiv (Stand 2007). Wie bereits erwähnt, wurden 29 Rehabilitanden aus der BvB in eine Ausbildung vermittelt. Weitere 29 Jugendliche wurden direkt für eine Ausbildung im BBW angemeldet. Aktuell durchlaufen 36 Jugendliche unterschiedliche Ausbildungsgänge. Im Rahmen der Ausbildung mussten drei Maßnahmen abgebrochen werden (Stand 2007). Es wird deutlich sichtbar, dass die Entwicklungsverläufe sich unterscheiden und stark von der individuellen Ausprägung der autistischen Störung abhängig sind.

Berufssparten
Hochinteressante Erkenntnisse konnten im Bezug auf mögliche Berufsfelder gewonnen werden. War die Annahme zu Beginn der Modellprojekte, dass bestimmte Berufsausbildungen (mit ausgeprägten kommunikativen Anteilen, in Dienstleistungsbereichen) nicht in Frage kommen, so musste diese revidiert werden. Bei der Auswahl bestimmter Berufe können keine Generalsierungen vorgenommen werden. Folgende Ausbildungsberufe wurden in den vier am Projekt beteiligten BBW bislang gewählt:

Bürokaufmann	16 Personen
Metallberufe	12 Personen
Fachwerker im Garten- und Landschaftsbau	11 Personen
Elektrofachwerker	1 Personen
Maler- und Lackiererfachwerker	8 Personen

Zierpflanzengärtner	6 Personen
Hauswirtschaftstechnischer Helfer	6 Personen
Holzfachwerker / Tischler	5 Personen
Fachlagerist	5 Personen
Fachinformatiker in der Fachrichtung Systemintegration	4 Personen
Modenäher	4 Personen
Zweiradmechaniker und -werker	2 Personen
Beikoch	1 Person
Fachkraft im Gastgewerbe	1 Person
Fleischer	1 Person
Bäcker	1 Person
Hauswart	1 Person
Kaufmann im Einzelhandel	1 Person
IT-Systemelektroniker	1 Person
Informatikkaufmann	1 Person
Textilreiniger	1 Person
Baufachwerker	1 Person

Ausblick

In allen Berufsbildungswerken, die unmittelbar an der Projektarbeit beteiligt waren oder sich diesem Personenkreis öffneten, nehmen sowohl die Klientenzahlen als auch die Anfragen kontinuierlich zu. Das weist darauf hin, dass nach wie vor ein erheblicher Bedarf an überbetrieblichen Ausbildungsplätzen für den Personenkreis besteht.

3. Ausblick – Was motiviert Arbeitgeber, Menschen mit Autismus einzustellen?

Nach wie vor ist es nicht einfach, für Menschen mit Behinderung – mit oder ohne einen Schwerbehindertenausweis – einen Arbeitsplatz ausfindig zu machen. Die Befürchtungen bzw. Vorurteile der Arbeitgeber sind bekannt und beziehen sich auf folgende Aspekte:

- Menschen mit Behinderungen haben eine höhere Krankheitsquote, mehr Urlaubstage,
- sie sind nicht so leistungsfähig bzw. leistungsbereit wie andere Arbeitnehmer,
- sie genießen einen besonderen Kündigungsschutz, der es erschwert, sie bei Bedarf wieder zu entlassen,
- sie halten möglicherweise Kollegen von der Arbeit ab, weil diese Unterstützung leisten müssen,
- sie sind für Kundenkontakte nicht geeignet,
- sie verfügen nicht über eine ausreichende Qualifizierung.

Mitunter wird auch argumentiert, dass keine Nischenarbeitsplätze mehr zur Verfügung stehen.

Auf der Basis der bisherigen Erfahrungen bei der Vermittlung von Menschen mit Autismus auf den allgemeinen Arbeitsmarkt lassen sich folgende Überlegungen ableiten, die eine Einstellung dieses Personenkreises zu fördern vermögen: In der BRD leben über acht Mio. Menschen mit Behinderungen. So ist davon auszugehen, dass in jeder größeren Familie auch Menschen leben, die auf besondere Hilfen angewiesen sind. Dies gilt auch für die Firmeninhaber, die Personalbeauftragten. Niemand würde einen Erwachsenen mit Autismus lediglich deshalb einstellen, weil er von dessen Leistungsfähigkeit per se überzeugt wäre. Deshalb bildet oft die Sensibilisierung der Einstellenden für die Lebenssituation von Menschen mit Behinderungen den Ausgangspunkt für ein Bewerbungsgespräch.

Da das Behinderungsbild Autismus weitgehend unbekannt ist, besteht die Aufgabe der Arbeitsassistenten der IFD darin, zu erklären, was unter Autismus verstanden wird, worin die besonderen Stärken, aber auch die Schwächen dieser Menschen im Arbeitsprozess zu sehen sind. Die unverbindliche Vereinbarung einer Praktikumszeit bietet beiden Beteiligten die Möglichkeit, den autistischen Erwachsenen erst kennenzulernen. Für Firmen ist es interessant, wenn die Einstellung eines autistischen Menschen finanziell keine Nachteile mit sich bringt, sondern sie Gewinn daraus ziehen können.

Die IFD müssen den Firmen anbieten, sie von sämtlichen bürokratischen Aufgaben zu entlasten, Einarbeitungszuschüsse, Lohnkostensubventionen zu organisieren. Unter Umständen kann nach Abstimmung mit dem Beschäftigten und der Anstellungsfirma über den Einsatz eines Job-Coaches in der Einarbeitungsphase verhandelt werden. Firmen benötigen Hilfe bei der Arbeitsplatzstrukturierung und bezüglich des angemessenen Umgangs mit dem Beschäftigten. Darüber müssen auch die Mitarbeiter des Betriebes angemessen informiert werden. Hilfreich ist es für Unternehmen zudem, von Beispielen gelungener Integration zu erfahren oder sich von der Produktivität autistischer Menschen überzeugen zu können.

Last but not least wäre darauf hinzuweisen, dass die selbstbewusste Beschäftigung von Menschen mit besonderem Unterstützungsbedarf auch dazu beitragen kann, das soziale Image eines Unternehmens aufzuwerten.

4. Florian K. – Mein Weg in den Beruf

Anlässlich der 7. Abensberger Fachtagung hielt Herr Florian K. eine Rede über seinen Weg in den Beruf. Die Rede ist in der Folge im Original abgedruckt.

Guten Tag! Zuerst einmal möchte ich mich bei der Frau Gisela Kraus sowie bei der Leitung des BBW ganz herzlich für die Einladung zu dieser Tagung sowie die Chance, hier meine Geschichte erzählen zu dürfen, bedanken. Jemand wie ich kommt nämlich nicht oft zu einer solchen Gelegenheit.

Aber zu dem, weswegen ich hier bin. Am besten komme ich gleich zur Sache. Zuerst ein paar Informationen über mich. Mein voller Name ist Florian Walter K. Ich bin letzten Monat 23 Jahre alt geworden. Ich bin in Bayern geboren worden und lebe bei meinen Eltern in der Stadt W., wo ich zur Schule gegangen und aufgewachsen bin und wo ich derzeit meinem Beruf nachgehe. Wie einige von ihnen ja schon gehört haben, bin ich ein so genannter Autist und leide von Geburt an am Asperger-Syndrom. Die Folgen dieser Erkrankung zeichnen sich bei mir an folgenden Symptomen aus: Selbstgespräche, manchmal verspüre ich das starke Bedürfnis, mich sehr schnell bewegen oder sprechen zu wollen, was wiederum zu Stotteranfällen führt. Der Weiteren bin ich sehr gerne allein und mag es überhaupt nicht, wenn es laut um mich ist. Aber die Schwäche, die mich am meisten nervt, ist meine leichte Begriffsstutzigkeit. Genauer gesagt, fällt es mir schwer, mich auf bestimmte Dinge zu konzentrieren, und hier und da muss man mir etwas gesondert, vereinfacht oder sogar zweimal erklären, da ich manchmal auch immer wieder in eine Phantasiewelt hinabgleite und meine Aufmerksamkeit dabei einfach ausgeschaltet wird. Wenn sie mich jetzt fragen wollen, wie so was geschieht: Das weiß ich selbst nicht, es passiert ganz plötzlich, und ich bemerke es erst, dass ich dort war, wenn ich wieder aus meiner Phantasiewelt herausgekommen bin. Sie können sich sicher vorstellen, dass mir diese Schwäche in meiner Schulzeit das eine oder andere Problem eingebracht hat.

Und da sind wir auch gleich am Anfang meiner Geschichte. Die Zeit während des Kindergartens sowie von der ersten bis zur ungefähr fünften Klasse ist mein Leben noch ziemlich normal verlaufen. Ich hatte Freunde, war gerne draußen, aber als wir in einen anderen Stadtteil zogen und ich ungefähr zur gleichen Zeit von der Grund- zur Hauptschule wechselte, begann es mit meiner Isolation. Wahrscheinlich hat mich der plötzliche Umgebungswechsel – sowohl privat wie auch schulmäßig – innerlich verunsichert. Na ja, jedenfalls war ich entweder unfähig oder unwillig, neue Freundschaften schließen zu können. So vereinsamte ich innerlich, obwohl meine Eltern alles versuchten, um mir zu helfen, ich konnte und wollte nicht. Und mit dem Verlauf der Zeit habe ich es wohl einfach verlernt, Freundschaften zu schließen. Und als ich meine Grundschulfreunde einige Jahre später wieder sah, konnte ich mich weder an ihre Namen noch an ihre Gesichter erinnern. Und mit meiner Einsamkeit war ich auch wehrlos und mit meiner Wehrlosigkeit kamen in den großen Pausen immer die Typen, die sich einen Spaß daraus machten, mich fertigzumachen. Ich frage mich ehrlich gesagt heute irgendwo, ob diese Typen inzwischen beim Militär als Berater für psychologische Kriegsführung arbeiten, denn genauso haben die mich in meiner Kindheit durchgenommen. Erst mich emotional entkräftet und dann fertiggemacht, obwohl ich ihnen gar nichts getan habe.

Warum ich nicht zu den Lehrern gegangen bin, wollen Sie wissen? Das bin ich schon, hat aber nichts genutzt, wenn ich einen verpfiffen hatte, kamen gleich neue hinzu, welche die Arbeit der vorherigen fortsetzten und weil ich keine Namen nennen konnte, konnten auch die Lehrer nichts machen.

Nun, so ging das Tag für Tag, Jahr für Jahr. Aber wie das Sprichwort schon sagt: Alles geht auch mal zu Ende. Aber bevor ich dazu komme, will ich erläutern, wie ich trotz emotionalem Stress beim Lernen zurechtgekommen bin. Sie werden es nicht glauben, aber ich bin trotz allem ziemlich gut zurechtgekommen. Ich hatte meine Stärken und meine Schwächen, aber wegen meiner Konzentrationsschwäche habe ich das meiste viel eher in Eigeninitiative zu Hause gelernt als von den Vorträgen der Lehrerschaft. Was den Sportunterricht angeht, von dem habe ich mich befreien lassen. Die einzelnen Schulfächer wiederum: Also was Deutsch und auch einige Teile von Geschichte und Mathe anging, die konnte ich zu meinen Lieblingsfächer zählen. Vor allem in der Rechtschreibung war ich Meister. Ich möchte nicht angeben, aber einmal habe ich meine Schulbücher mal kurz durchgelesen und bin auf sage und schreibe zehn Fehler gestoßen, da hat meine Lehrerin ganz schön gestaunt, das sage ich Ihnen! Was die anderen Fächer betrifft, nun, wie das bei den meisten Schülern wie auch bei mir so war, hatte ich mal eine Zeit des Gutseins wie auch eine Zeit des Schlechtseins.

So oder so bin ich eigentlich ganz gut zurechtgekommen. Aber ich möchte nebenbei noch bemerken, dass mir vor allem in meinem letzten Schuljahr kurz vor dem Quali meine Lehrerin O., die ich jetzt namentlich erwähnen möchte, zur Seite gestanden hat. Wenn ich heute so über sie nachdenke, kommt sie mir in meinen heutigen Augen wie eine strenge Mutter vor, die hart, aber gerecht ihre drei Dutzend Kinder verwaltet, denn genauso hat sie es geschafft, mit mir und den anderen Rabauken in der Klasse fertigzuwerden. Wenn die sprach, waren die Münder geschlossen und die Ohren offen. Wir hatten alle großen Respekt vor ihr. Ich habe viele Lehrerinnen und Lehrer in meinem Leben gehabt, aber wenn man sich an sie erinnert hat, hatte sie einen festen Platz in der Erinnerung eines Kindes behalten. Was meinen Abschluss angeht, zwar habe ich ihn geschafft, bin aber wegen einer einzigen Note, genauer gesagt, im Computerbereich, durch den Quali gerasselt. Na ja, Pech gehabt.

Nun zu der Zeit nach der Schule. Schon zuvor haben mich meine Eltern von einem Psychoarzt zum anderen geschleppt. Erst nach meinem Abschluss kam heraus, dass ich „Asperger" hatte. Und nachdem wir uns darüber ein klein wenig schlau gemacht hatten, wusste jeder von uns, dass es für mich alles andere als leicht werden würde, einen Ausbildungsplatz, geschweige denn einen Job zu finden. Vor allem meine Eltern haben sich die Seele aus dem Leib gesucht, um eine Ausbildungsstelle für mich zu finden. Die Schwierigkeit bei dieser Suche war aber, dass ich zu der Zeit überhaupt keine Ahnung hatte, welche Art von Arbeit für mich interessant ist. Zwar wurde ich in einer Aktion meiner Schule als Bürokaufmann klassifiziert, aber ich war mir überhaupt nicht sicher, ob Büroarbeit das richtige für mich sein würde, und in irgendeinem drittklassigen Betrieb als Hilfskraft zu arbeiten, ist etwas, was keiner gerne macht.

Aber nach einigem Hin und Her und durch die Hilfe der Heckscherklinik in München kam ich dann hier ins BBW Abensberg, welches sich mit Jugendlichen mit allerlei Arten von Problemen befasste. Nebenbei möchte ich erwähnen, dass es ganz in der Nähe meiner Heimatstadt noch ein anders BBW gibt, aber meine Eltern haben dieses hier für das Bessere gehalten, also kam ich hierher. Ich bezog mein Zimmer im Internat und habe dann das Anfangsprogamm, ganz vorsichtig beschrieben, über mich ergehen lassen, wo ich therapiert, gefördert und gebildet wurde. Als hätte ich das Herz-Ass gezogen.

Aber im Detail: Was den Anfang meiner Zeit hier angeht, ich war noch nie zuvor an einem fremden Ort ohne meine Eltern, deswegen hatte ich zu Beginn ehrlich gesagt ziemlich die Hosen voll vor dem, was da auf mich zukam, aber mir war auch bewusst, dass diese Zeit hier ausschlaggebend für meine zukünftiges Berufsleben war, und bei dem Gedanken, dass ich vielleicht wegen Arbeitsunfähigkeit von der staatlichen Sozialhilfe leben müsste, ist mir ein kalter Schauer über den Rücken gelaufen. Also habe ich ertragen, was auf mich alles an neuen Situationen zukam. Und einem Menschen ist bekanntermaßen die Fähigkeit gegeben worden, sich anzupassen. So habe ich mich nach etwa einer Woche hier eingewöhnt, und am Wochenende konnte ich sowieso nach Hause fahren. Welche Situation ich meine? Nun, mein Pass wurde von W. auf Abensberg umgestellt, ich musste mein Zimmer mit einem fremden Jungen teilen und meine Arbeitsumgebung veränderte sich während meiner Testzeit nach fast jedem zweiten Monat.

Und da sind wir auch schon beim nächsten Punkt. Meine Testzeit. Um herauszufinden, für welche Berufsarten ich Interesse oder Talent haben könnte, wurde ich anfangs so gut wie in allen Arbeitsbereichen ausgebildet. In jeder Abteilung war ich für ungefähr zwei Monate beschäftigt. Und bevor Sie sich fragen, jawohl, ich habe es auch im Büro als Bürokaufmann versucht, aber es kam ziemlich schnell heraus, dass die ganze punktgenaue Bürokratie nichts für mich war, und so kam ich schon nach wenigen Wochen in die nächste Abteilung. Und nach etwa einem halben Jahr stand fest, dass man mich entweder im Metall- oder im Lagerbetrieb am besten einsetzen könne. Zuerst habe ich etwa ein Jahr in der Metallwerkstatt gearbeitet und die ganze Palette an Metallwerkstücken durchgearbeitet, ich war der einzige, der alles durchgebracht hat, nur so am Rande bemerkt. Dann war ich eine Zeit lang im Lager tätig, wo ich sehr gut zurechtkam, aber meine Meister meinten, dass ich noch eine dritte Zeit in der Elektroabteilung versuchen sollte. Am ersten Tag hatte ich noch Begriffsprobleme, da ich nicht begriff, dass die einzelnen Stromleitungen einzeln zueinander liegen sollen, aber nach einer gesonderten Erklärung einer meiner Kollegen schnallte ich alles auf einen Blick.

Und unter der strengen, aber gerechten Hand des Herrn I. habe ich mein Talent verfeinert und schon sehr bald damit begonnen, eigene Konstruktionen zu entwerfen und zu montieren, indem ich einfach die Pläne von früheren Schaltungen als Vorlage nahm und ein so genanntes Mischmasch kreierte. Ich hatte dafür mehr als genug Zeit, da ich immer als erster fertig war und auch die beste Arbeit geleistet habe. Jedes Mal, wenn mein Meister gesagt hat: „Dafür kann man Geld verlangen!“, war ich stolz auf meine Leistung. So machte ich dann nach meinem eigenen Entschluss eine Ausbildung zum Fachelektroniker und machte schließlich nach etwa zwei Jahren meinen Abschluss. Selbstverständlich ging ich auch zur dem BBW angeschlossenen Berufsschule, wo zu Anfang alte Themen aus meiner früheren Schule durchgenommen wurden. Da ich mich von damals noch an vieles erinnern konnte, war ich, ohne zu übertreiben, der Zweitbeste der Klasse. Nur wenn das Thema Politik in Sozialkunde angesprochen wurde, schaltete sich mein Verstand einfach aus. Obwohl ich alles versuchte, mich auf den Politikunterricht zu konzentrieren, war ich doch unfähig, auch nur eine einzige Silbe des Stoffes nur im Entferntesten zu verstehen. Sogar im angeforderten Nachhilfeunterricht schaffte ich es nicht, auch nur ein Wort mitzunehmen. Es konnte und wollte einfach nicht. Nun ja, man sagt ja, es gibt für jeden Menschen so genannte Tabuthemen, bei denen es einfach nicht geht.

Aber trotz allem habe ich am Ende ein gutes Endzeugnis geschafft. Eines mit besseren Noten als all meine Zeugnisse aus meiner Grund- und Hauptschulzeit, ganz nebenbei bemerkt. Und mit diesen Erfahrungen, diesem Abschluss und diesem Zeugnis in der Tasche machte ich mich schließlich auf Arbeitssuche. Dabei hatte ich nur eine einzige persönliche Anforderung. Ich wollte, dass meine Stelle in der Nähe meiner Heimatstadt W. lag, denn weit entfernte Stellen sind mir zuwider.

Aber zu meiner Arbeitssuche. Ach … ich brauche ja wohl kaum groß zu erwähnen, was auf dem deutschen Arbeitsmarkt zur Zeit los ist. Ich schrieb, wie die meisten anderen Jugendlichen auch, zahlreiche Bewerbungen, bekam aber trotz meines guten Abschlusses und meines Zeugnisses nichts als Absagen. Das hat mich – ehrlich gesagt – ziemlich deprimiert. Und als nach etwa zwei Monaten noch immer kein Licht am Horizont zu sehen war, wandte ich mich an eine Vermittlungsagentur, die sich darauf spezialisiert hat, Jugendliche mit Problemen verschiedenster Art zu vermitteln. Natürlich hat die mich zuerst mal Müll in der Stadt aufsammeln und kaputte Möbel auseinandernehmen lassen, bevor ich zur Probe in einer, Gott sei Dank, nahen Elektrowerkstatt anfangen konnte. Und dort bin ich dann mit, wie soll man es ausdrücken, harten Sprüchen, weit entfernten Arbeitsstellen und Baustellen und extrem frühem Aufstehen konfrontiert worden. Am meisten hat mich auch das späte Nachhausekommen genervt. Man musste im Dunkeln los und kam im Dunkeln heim. Das alles hat so an meinen Nerven gezerrt, dass ich manchmal am liebsten laut aufgeschrien hätte, aber ich habe durchgehalten. Die Arbeit selbst hat mir nämlich auch Spaß gemacht. Oder machen Sie Ihr Leben lang eine Arbeit, die Sie innerlich eigentlich nur fertigmacht? Ich hatte mich gerade eingewöhnt, da sagte mir aber leider mein Chef nach etwa einem Monat, dass seine Werkstatt für kommendes Jahr nicht mehr ausreichend Arbeit hätte, also könnte ich nicht mehr ausrücken, und für Werkstattarbeit sei ihm mein Talent zu schade. So wurde ich ausgestellt.

Ehrlich gesagt, bekam ich nun richtig Horror vor der drohenden Arbeitslosigkeit, aber ich hatte Glück. Mein Chef rief einen guten Freund von sich an, der gleichzeitig der Chef einer Handelsfirma für Elektrokabel ist, und so machte ich zum Test erst mal drei Monate lang ein Praktikum in dieser Firma, um mich einzugewöhnen, und nach Ablauf dieser

Frist sowie mit ein wenig Hilfe der Vermittlungsfirma hatte ich schon nach nur einem einzigen Tag einen neuen Job. Und in dieser Firma arbeite ich bis heute. Und das mit viel Freude und Zuversicht, denn mit diesem Arbeitsplatz habe ich einen wahren „Sechser im Lotto“ gewonnen. Was meinen Anfang dort angeht: Tja, ich habe zwar – wie schon erzählt – auch eine Ausbildung im Lagerbetrieb gemacht, aber ein Anfänger muss sich zuerst eingewöhnen und sich umsehen, bevor er richtig loslegen kann. Aber Fehler habe ich kaum gemacht, weil ich langsam und mit Bedacht an die Dinge herangegangen bin.

Nun möchte ich ein klein wenig über meine Firma berichten. Wie schon gesagt, handelt es sich dabei nicht um einen Elektrobetrieb, sondern um einen Lagerbetrieb, der mehrere Kabelsorten bestellt, lagert und weiterverkauft. Soweit ich gehört habe, war es zu Anfang eine einzige Lagerhalle, die der Firma gehörte, wo sie für ihre Mutterfirma Kabel bestellte und nachlieferte. Und mit der Zeit belieferte diese Halle noch andere Firmen, und mit der wachsenden Popularität konnte die Firma auch ihr Sortiment erhöhen und ihren Kundenkreis erweitern. Und mit dem immer größeren Sortiment benötigte man auch immer mehr Platz in der Halle, so dass bald Hallenbau auf Anbau folgte. Als die Firma später aber immer mehr Platz benötigte, löste sich die Halle von ihrer Mutterfirma und wurde dann von Herrn D. aufgekauft, der sämtliche Anstrengungen auf sich genommen hat und sogar selbst Hand angelegt hat, um aus der kleinen Lagerhalle eine neue Firma zu machen.

Und Jahr für Jahr erhöhte sich weiterhin die Produktivität, das Sortiment, die Software, die Anzahl der Mitarbeiter und natürlich auch der Gewinn, bis die Firma zu dem wurde, was sie heute ist. Und heute besteht sie aus drei Hallen plus zwei weiteren angemieteten Hallen drei Häuser weiter, des Weiteren verfügt sie über eine eigene Spulerei und eine Computerabteilung. Was die früheren drei Mitarbeiter angeht, die Belegschaft ist mittlerweile auf die Fünfzig angestiegen. Zwar habe ich den Herrn D. nicht persönlich kennengelernt, aber ich bin stolz, dass inzwischen dessen Tochter die Firma übernommen und die Leitung an den Herrn Z. übergeben hat. Nun, ich möchte hier jetzt keinen Werbevortrag halten, also zurück zum Wesentlichen. Zu meinen Aufgaben: Ich bin dort das so genannte „Mädchen für alles“, also bin ich für so ziemlich alles zuständig, aber hauptsächlich habe ich mich selbst zum Hauptarbeiter der Leergutabteilung ernannt, und es geht mir regelmäßig auf die Nerven, dass wir viel zu wenig Stellplätze für fertiges Leergut haben, aber wo man neue Stellplätze organisieren könnte, fällt auch mir nicht ein. Aber ich habe andere Pflichten. Hier eine kleine Aufstellung:

- Auspacken und Etikettieren von neu angelieferter Ware sowie Hineinfahren ins Hauptlager.
- Auffüllen der Kartonvorräte im Versand sowie der Leerspulenvorräte in der Spulerei.
- Pressen von Papier- und Plastikmüll.
- Hin und wieder mit der Kehrmaschine oder dem Industriesauger durch die Hallen fahren und die Böden sauber halten.
- Kleinere Botengänge zu Fuß zu nahe gelegenen Firmen machen.
- Dafür sorgen, dass der Restmüllcontainer rechtzeitig zum Abholen angemeldet wird usw. usf.

Ich breche hier lieber ab, denn wenn ich alles, was ich sonst noch tue hier, aufzählen würde, dann würden wir alle morgen noch hier sitzen, aber kurz und bündig zusammengefasst, ist das Leergut sowie der Müll und die frische Ware mein Hauptgebiet. Ich halte den anderen Kollegen die meisten lästigen Nebenaufgaben vom Hals. Ich möchte jetzt nichts vorneweg behaupten, aber ich bin der Meinung, dass meine Firma in Deutschland in einer Liga spielt, die es heute nur noch selten zu geben scheint.

Jetzt möchte ich von der Atmosphäre berichten. Es gibt zwar immer wieder Momente, in denen ich von Arbeit erdrückt werde und an mindestens zehn Orten gleichzeitig gebraucht werde, aber in welcher Firma, die schwarze Zahlen schreibt, ist das nicht so? Was meine Kollegen angeht, sie sind alle nett, geduldig und verständnisvoll, und es gibt absolut niemanden, der sich über mich lustig macht oder von oben auf jemanden herabsieht. Manchmal habe ich den Eindruck, dass unser Chef ganz speziell darauf achtet, dass seine Mitarbeiter in die Arbeitsgemeinschaft passen. Die Atmosphäre ist dort fast wie in einer Familie.

Die Firma stellt darüber hinaus jedes Jahr neue Arbeitsschuhe zur Verfügung, und die Arbeitskleidung wird auch gewaschen. Man muss sie nur in den Wäschesack stopfen, und ungefähr drei Tage später liegt sie sauber in unserem Spind. Das kostet jeden von uns zwar zehn Stunden vom Überstundenkonto pro Jahr, aber den Preis zahlen wir gerne. In den Pausen gibt es warme Brotzeiten gestellt, und man kann sich die drei Tage, an denen man Urlaub nehmen möchte, selbst aussuchen. Was ich persönlich aber für das Beste halte, ist, jede Sekunde, die man früher kommt, später geht oder kürzer Mittag macht, wird auf das Überstundenkonto angerechnet, so dass man locker mal einen Tag frei nehmen kann, wenn es organisatorisch möglich ist und es ausreicht. Dabei gibt es nicht mal einen richtigen Anfangszeitpunkt für die Arbeit. Offiziell beginnt der Tag um sieben Uhr, aber wenn man erst um neun kommt, sagt auch keiner was. Wie schon gesagt: Wie oft gibt es das heute noch?

Was das Firmenwachstum betrifft, auf der letzten Weihnachtsfeier habe ich gehört, dass die Firma jedes Jahr um zwanzig Prozent des jeweiligen Vorjahres anwächst, und ein Ende dieses Wachstums ist nicht abzusehen. Und ich bin stolz, bei diesem Wachstum mitgeholfen zu haben. Und jetzt eben stehe ich dort, wo ich stehe. Ach ja, und das darf ich nicht vergessen: Was meine Aufstiegschancen in meiner Firma angeht. Zwar könnte ich die Karriereleiter eine Sprosse weiter hochsteigen, wenn ich einen Staplerführerschein machen würde, aber da ich, wie ich Ihnen schon erklärt habe, an einer Konzentrationsschwäche leide und auch meine Aufmerksamkeit darunter immer wieder leidet, betrachte ich es selbst als Gefahr, wenn ich mich hinters Steuer eines Fahrzeuges setzen würde. Das betrifft übrigens auch einen normalen Autoführerschein. Ich weiß ganz genau, dass es ganz plötzlich, wenn auch unbewusst, vorbei wäre mit meiner Aufmerksamkeit, deswegen versuche ich es gar nicht erst, so ein Papier zu machen. Ich will nicht riskieren, dass ich am Ende noch jemanden über den Haufen fahre oder irgendwo gegenknalle. Sonst habe ich eigentlich keine weiteren Aufstiegsmöglichkeiten, aber das juckt mich nicht weiter.

Jetzt wollen viele von Ihnen bestimmt noch wissen, wie ich mich fühle und was ich in Zukunft nach vorhabe? Nun, ich fühle mich wirklich hervorragend, und was die Zukunft betrifft, da ziehe ich es vor, mich überraschen zu lassen. Allzu große Pläne habe ich nicht.

So, das war es jetzt soweit von mir. Jetzt möchte ich selbst auch noch etwas sagen. Ich bin, in Anführungszeichen ausgedrückt, ein „ganz normaler junger Mann“ und habe zufällig so das eine oder andere psychische Problem, aber ganz ehrlich, wer in den heutigen Zeiten hat keine Probleme? So oder so sind auch Autisten wie ich genauso veranlagt wie alle anderen Menschen auch. Es gibt schnelle und es gibt langsame, es gibt sowohl kluge als auch weniger kluge, wie bei den „normalen“ Menschen. Wir fragen, wenn wir etwas wissen wollen. Wir weinen, wenn uns wehgetan wurde, und wir lachen, wenn wir Spaß haben. Und so haben auch wir das Recht, glücklich zu sein und aus unserem Leben das Beste zu machen. Tja, mehr habe ich nicht zu sagen, nur noch eines. Das muss ich noch loswerden: Ich wäre heute nicht dort, wo ich bin, wenn ich nicht die kraftvolle Unterstützung meiner Eltern, meiner Familie sowie der Lehrer meiner Schulen, zumeist jedoch der Sozialpädagogen, Meister und Therapeuten des BBW gehabt hätte. Ich habe es nie bereut, hier in dieser Einrichtung gelandet zu sein, und ich sage Ihnen allen, diese Meinung werde ich niemals ändern. Ich weiß, ich habe das schon sehr oft gesagt, aber bevor ich meine Rede beende, sage ich es noch einmal. Vielen Dank.

Abbildungs- und Tabellenverzeichnis

Abbildungen:

Tabellen:

Abkürzungsverzeichnis

AP	Arbeitserprobung
Arge-BFW	Arbeitsgemeinschaft der Berufsförderungswerke
ASP	Asperger-Syndrom
ASD	Autism-Spectrum-Disorders
ATP	Abensberger Trainingsprogramm
BA	Bundesagentur für Arbeit
BAG-BBW	Bundesarbeitsgemeinschaft der Berufsbildungswerke
BAG-UB	Bundesarbeitsgemeinschaft für Unterstützte Beschäftigung
BBB	Berufsbildungsbereich in Werkstätten f. behinderte Menschen
BBD	Berufsbegleitender Dienst
BBW	Berufsbildungswerk
BF	Berufsfindung/Eignungsabklärung
BIH	Bundesarbeitsgemeinschaft der Integrationsämter und Hauptfürsorgestellen
BMAS	Bundesministerium für Arbeit und Soziales
BMGS	Bundesministerium für Gesundheit und Soziale Sicherung
BvB	Berufsvorbereitende Bildungsmaßnahmen
BV-HAK	Bundesverband „AUTISMUS Deutschland e.V." (ehemals: Bundesverband „Hilfe für das autistische Kind" e.V.)
CJD	Christliches Jugenddorf
DIK-2	Diagnostischer Kriterienkatalog 2. Fassung
FH	Fachhochschule
GS	gemeinsame Servicestellen
HFA	High-Functioning-Autism
KJF	Katholische Jugendfürsorge der Diözese Regensburg e.V.
IA/IÄ	Integrationsamt / Integrationsämter
IFD	Integrationsfachdienst
Reha	Rehabilitation
RV-HAK	Regionalverband „AUTISMUS Regensburg e.V." (ehemals: Regionalverband „Hilfe für das autistische Kind" e.V.)
SGB	Sozialgesetzbuch
SHG	Selbsthilfegruppe
SPDI	Sozialpsychiatrischer Dienst
VDS	Verband Sonderpädagogik e.V.
WfbM	Werkstatt für behinderte Menschen

ARGYLE, M: Körpersprache und Kommunikation. Jungfermann; Paderborn; 1985

ATTWOOD, T.: Das Asperger-Syndrom: Wie Sie und Ihr Kind alle Chancen nutzen. Das erfolgreiche Praxis-Handbuch für Eltern und Therapeuten; Trias-Verlag, Stuttgart; 2005

BARLSEN, J.; HOHMEIER, J.: Neue berufliche Chancen für Menschen mit Behinderung. Unterstützte Beschäftigung im System der beruflichen Rehabilitation; Düsseldorf; 2001

BARON-COHEN, S. u.a.: Mindblindness – an Essay on Autism and Theory of Mind; Bradford Book; MIT Press; Cambridge Massachusetts, London; 1997

BARON-COHEN, S. u.a.: Understanding other Minds – Perspectives from Developmental Cognitive Neuroscience; Oxford University Press; 2004

BARON-COHEN, S.; HILL, J.; GOLAN, O.; WHEELWRIGHT, S.: Mindreading. London, Philadelphia, Jessica Kingsley Publishers; 2003

BARON-COHEN, S.; LESLIE, A. M.; FRITH, U.: Does the autistic child have a theory of mind? In: Cognition 21, 37–46; 1985

BARON-COHEN, S.; SWETTENHAM, J.: Theory of mind in autism. Its relationship to executive function and central coherence. In: COHEN, D. J.; VOLKMAR, F. R: (Hrsg.) Handbook of autism and pervasive developmental disorders. New York, Chichester, Weinheim, Wiley, 880–893; 1997

BAUER, F.: Die berufliche Entwicklung von adoleszenten und erwachsenen Menschen mit autistischer Diagnose – Eine empirische Untersuchung aus zwei Therapiezentren in Norddeutschland. Typoskript; Oldenburg; 2003

BAUER, J.: Warum ich fühle was Du fühlst – Intuitive Kommunikation und das Geheimnis der Spiegelneurone. Hoffmann und Kampe, Hamburg; 2005

BERNHARD-OPITZ, V.; SRIRAM, N.; NAKHODA-SAPUAN, S.: Enhancing social problem solving in children with autism and normal children through computer-assisted instruction. In: Journal of Autism and Developmental Disorders. 31, 4, 377–384; 2001

BLAKE, A.: Job market opens up to workers with autism. In: Autism Research Review International 1-6; 1990

BÖLTE S.; FEINEIS-MATTEWS, S.; LEBER, S.; DIERKS, T.; HUBL, D.; PUSTKA, F.: The development and evaluation of computer-based program to test and to teach the recognition of facial affect. In: International Journal of Circumpolar Health. 61, 61–68; 2002

BOSWELL, S.; BRASWELL, B.; WADE, C.: Social Skills Assessment. In: South Carolina Department of Disabilities and Special Needs – Autism Division (Hrsg.) Designing and conducting socialisation training; South Carolina; 1996

BOVEE, J.-P.: Getting and keeping jobs – Employment and people with autism; 1999 www.autismconnect.org/autism99/html/Preview.cfm?conference_id=190&type=paper

BRIEGER, P.; WATZKE, S.; GALVAO, A.; GAWLIK, B.; HÜHNE, M.: Maßnahmeabbrecher in der beruflichen Rehabilitation psychisch kranker Menschen. In: *Psychiatrische Praxis, 33, 124–131;* 2006

BUNDESARBEITSGEMEINSCHAFT DER INTEGRATIONSÄMTER (BIH): Empfehlungen der Bundesarbeitsgemeinschaft der Integrationsämter und Hauptfürsorgestellen (BIH) für die Erbringung finanzieller Leistungen zur Arbeitsassistenz schwer behinderter Menschen nach § 102 Abs. 4 SGB IX; www.integrationsaemter.de; 2005

BUNDESARBEITSGEMEINSCHAFT DER INTEGRATIONSÄMTER (BIH): Merkblatt Arbeitsassistenz; www.integrationsaemter.de; 2003

BUNDESVERBAND AUTISMUS DEUTSCHLAND E.V.: Leitlinien für die Arbeit in Wohnstätten und Heimen für Menschen mit Autismus; Hamburg; 2004

CHARLOP-CHRISTY, M. H.; DANESHVAR, S.: Using video modelling to teach perspective-taking to children with autism. In: Journal of Positive Behavior Interventions, 5, 12–21; 2003

CHIN, H. Y.; BERNARD-OPITZ, V.: Teaching conversational skills to children with autism: effect on the development of a theory of mind; Journal of Autism and Developmental Disorders; 30(6); 569–583; 2000

CORNISH, U.; ROSS, F.: Social skills training for adolescents with general moderate learning difficulties. London, Philadelphia; Jessica Kingsley Publishers; 2003

CSOTI, M.: People skills for young adults. London, Philadelphia; Jessica Kingsley Publishers; 2000

CSOTI, M.: Social awareness skills for children. London, Philadelphia, Jessica Kingsley Publishers; 2001

CSOTI, M.: Contentious issues: discussion stories for young people. London, Philadelphia; Jessica Kingsley Publishers; 2002

DALFERTH, M.: Ausbildung und Arbeit autistischer Menschen. In: Bundesverband Hilfe für das autistische Kind (Hrsg.) 7. Bundestagung, Soziale Rehabilitation autistischer Menschen 116–131; Hamburg; 1991

DALFERTH, M.: Berufliche Chancen für Menschen mit autistischem Syndrom. In: Soziale Arbeit 8, 275–282; 1992

DALFERTH, M.: Jugendliche mit Autismussyndrom und autistischen Zügen in Berufsbildungswerken. In: Die Rehabilitation 32, 4, 217–226; 1993

DALFERTH, M.: Rituale und Symbole In: Neue Praxis 1, 3–15; 1994

DALFERTH, M.: Arbeitseingliederung bei Beschäftigten mit Autismussyndrom. In: Praxis Ergotherapie 6; 476-482, 1999

DALFERTH, M.: Soziale Unterstützung bei der beruflichen Förderung und Eingliederung autistischer Menschen in Arbeitsprozesse. 10. Bundestagung des BV HAK; Autismus und Gesellschaft; Tagungsbericht Hamburg; 30–43; 2003

DALFERTH, M.: Social Skills Training – Training sozialer und kommunikativer Verhaltensweisen bei Jugendlichen mit ASD. In: Berufliche Rehabilitation; Schwerpunktthema „Autismus II"; Hrsg. Bundesarbeitsgemeinschaft der Berufsbildungswerke 6, 278-291; 2004 /1, 2005

DINTER, I; GIERINGER, N.: Berufliche Integration von Menschen mit Autismus – Abschlussbericht; Hrsg.: „Hilfe für das autistische Kind e.V. Berlin"; Berlin; 2004

EKMANN, P.: Gefühle lesen – Wie Sie Emotionen erkennen und richtig interpretieren. München, Urban und Fischer; 2004

FEIN, D. et al.: The question of left hemisphere dysfunction in infantile autism. In: Psychological Bulletin, 95(2), 258–281; 1984

GENNEP, A. van: Übergangsriten. Frankfurt; New York; Campus; 1986

GERSBACHER, O.: Sozialtraining. Bericht des Trainers. In: Autismus, 42, 24–28; 1996

GRAY, C. A.: The new social story book. London, Philadelphia, Jessica Kingsley Publishers; 2000

GRESHAM, F. M.; ELLIOTT, S.N.: Social skill rating scale. Circle Pines, MN American Guidance Service; 1990

GUTSTEIN S. E.; SHEELY R. K.: Relationship development intervention with children, adolescents and adults: social and emotional development activities for Asperger syndrome, autism, PDD and NLD; Jessica Kingsley Publishers; 2002

HARING, T. G.; BREEN, C. G.: A peer-mediated social network intervention to enhance the social integration of persons with moderate and severe disabilities. In: Journal of Applied Behavior Analysis 25, 319–333; 1992

HÄUßLER, A.: Das TEACCH Programm im Bereich Arbeit. In: BV Hilfe für das autistische Kind e.V., a.a.O. 6–18; Hamburg; 1999

HÄUßLER, A.; HAPPEL, CH.; TUCKERMANN, A.; ALTGASSEN, M.; ADL-AMINI, K.: SOKO Autismus. Gruppenangebote zur Förderung sozialer Kompetenzen bei Menschen mit Autismus. Erfahrungsbericht und Praxishilfen. Dortmund; 2003

HERMELIN, B.: Rätselhafte Begabungen. Eine Entdeckungsreise in die faszinierende Welt außergewöhnlicher Autisten. Stuttgart; Klett-Cotta; 2002

HIPPLER, K.; KLICPERA, C.: A retrospective analysis of the clinical case records of ‚autistic psychopaths' diagnosed by Hans Asperger and his team at the University Children's Hospital, Vienna. Philosophical Transactions of the Royal Society of London B: Biological Sciences, Vol. 358 (1430), 291–301 2003; In: Frith U. & Hill E.L. eds, Autism: mind and brain. Oxford: Oxford University Press, 21–42; 2004

HOHMEIER, J.: Unterstützte Beschäftigung – ein neues Element im System der beruflichen Rehabilitation. In: BARLSEN/ HOHMEIER a.a.O. 15–24

HOLROYD, S.; BARON-COHEN, S.: Brief report: How far can people with autism go in developing a theory of mind? In: Journal of Autism and Developmental Disorders, 23, 379–385; 1993

HOWLIN P.; YATES P.: Information update: the potential effectiveness of social skills groups for adults with autism. In: Autism; 3(3); 299-307; 1999

HOWLIN, P.: Long-term educational and employment outcomes. In: Learning and behavior problems in Asperger-Syndrome. New York; Guilford Press, 269–293; 2003

HOWLIN, P.: Autism, preparing for adulthood. London; Routledge; 1997

JACOBONI, M.; DAPRETTO, M.: The mirror neuron system and the consequences of its dysfunction; In: Nature Neuroscience 12, 942–951; 2006

SCHOCH, H.; Jugendliche mit autistischen Syndromen im BBW. Typoskript; 1993

SCHOPF, P.; ROCCOR, B.: Ziele, Ethik und konkrete Wege einer modernen Diagnostik für die berufliche Eingliederung; In: Berufliche Rehabilitation; Schwerpunktthema „Eignungsabklärung und Förderdiagnostik“; Hrsg. Bundesarbeitsgemeinschaft der Berufsbildungswerke 2; 103- 127; 2003

SONNE, T.: Menschen mit Autismus auf dem ersten Arbeitsmarkt. PP-Präsentation; 2007, Abensberg

SWETTENHAM, J. G.; BARON-COHEN, S.; GOMEZ, J.-C.; WALSH, S.: What's inside someone's head? Conceiving of the mind as a camera helps children with autism acquire an alternative to a theory of mind. In: Cognitive Neuropsychiatry 1, 1, 73–88; 1996

VOGELEY, K.: Hochfunktionaler Autismus im Erwachsenenalter; in: Autismus 64, 2–6; 2007

WILLIAMS, J. H.; WHITEN, A.; SUDDENDORF, T.; PERRET, D.I.: Imitation, mirror neurons and autism. In: Neuroscience Biobehav. Rev. 6/25 (4) 287–295; 2001

WILLIAMS, T.I.: A social skills group for autistic children. Journal of Autism and Developmental Disorders, 19, 143–155; 1989

ZEITSCHRIFT FÜR BEHINDERTE: Integrationschancen schwer behinderter Menschen, Infas Studie zur Arbeitslosigkeit, 6, 92; 2004

MURIS, P.; TEERNEMAN, P.; MERCKELBACH, H.: Difficulties in understanding of the false belief; specific to autism and other pervasive developmental disorders. In: Psychological Reports, 82, 51–57; 1998

OZONOFF, S.; MILLER, J. N.: Teaching theory of mind: a new approach to social skills training for individuals with autism. In: Journal of Autism and Developmental Disorders. 25(4); 415–43; 1995

OZONOFF, S.; McEVOY, R. E.: A longitudinal study of executive function and theory of mind development in autism. In: Development and Psychopathology, 6, 415–431; 1994

PIERCE, K. L.; SCHREIBMANN, L.: Teaching children with autism daily living skills in unsupervised settings through pictorial self-management. In: Journal of Applied Behavior Analysis; 27;471-481;1994

POUSTKA, F.: Kurzer Überblick über die Neurobiologie des Autismus. In: autismus 44, 23–30; 1997

POUSTKA, F. u.a.: Autistische Störung – Leitfaden Kinder- und Jugendpsychotherapie. Hogrefe Verlag; Göttingen, Bern Toronto, Seattle; 2004

POUSTKA, F.: Autismus unter genetischem Aspekt. In: Autismus und Familie. Hrsg. vom BV Hilfe für das autistische Kind, Hamburg, 134–152; 1995

REMSCHMIDT, H.: Autismus, Erscheinungsformen, Ursachen, Hilfen. München; Beck; 2000

REMSCHMIDT, H.; KAMP-BECKER, I.: Das Asperger-Syndrom – eine Autismus-Spektrum-Störung. In: Deutsches Ärzteblatt 104(13): A-873 / B-772 / C-743; 2007; http://www.aerzteblatt.de/v4/archiv/artikel.asp?src=suche&id=55038

RODIER, P. M.: Autismus. Ein Defekt im Stammhirn ist Symptom, wenn nicht Ursache der schweren Behinderung. In: Spektrum der Wissenschaft 2, 46–52; 2000

ROGERS, S.: Interventions that facilitate socialisation in children with autism. In: Journal of Autism and Developmental Disorders, 30, 5, 399–409; 2000

SCHNEIDER, M.: Arbeitsassistenz, Arbeitsplatzassistenz, Persönliche Assistenz am Arbeitsplatz für Schwerbehinderte – Begriffserklärungen und Kostenszenarien. In: BARLSEN / HOHMEIER a.a.O. 67–79

SCHOCH, H.; Jugendliche mit autistischen Syndromen im BBW. Typoskript; 1993

SCHOPF, P.; ROCCOR, B.: Ziele, Ethik und konkrete Wege einer modernen Diagnostik für die berufliche Eingliederung; In: Berufliche Rehabilitation; Schwerpunktthema „Eignungsabklärung und Förderdiagnostik"; Hrsg. Bundesarbeitsgemeinschaft der Berufsbildungswerke 2; 103- 127; 2003

SONNE, T.: Menschen mit Autismus auf dem ersten Arbeitsmarkt. PP-Präsentation; 2007, Abensberg

SWETTENHAM, J. G.; BARON-COHEN, S.; GOMEZ, J.-C.; WALSH, S.: What's inside someone's head? Conceiving of the mind as a camera helps children with autism acquire an alternative to a theory of mind. In: Cognitive Neuropsychiatry 1, 1, 73–88; 1996

VOGELEY, K.: Hochfunktionaler Autismus im Erwachsenenalter; in: Autismus 64, 2–6; 2007

WILLIAMS, J. H.; WHITEN, A.; SUDDENDORF, T.; PERRET, D.I.: Imitation, mirror neurons and autism. In: Neuroscience Biobehav. Rev. 6/25 (4) 287–295; 2001

WILLIAMS, T.I.: A social skills group for autistic children. Journal of Autism and Developmental Disorders, 19, 143–155; 1989

ZEITSCHRIFT FÜR BEHINDERTE: Integrationschancen schwer behinderter Menschen, Infas Studie zur Arbeitslosigkeit, 6, 92; 2004

Wichtige Kontaktadressen:

Autismus Deutschland e.V.
www.autismus.de

Autea gGmbH
www.autea.de

Bundesarbeitsgemeinschaft für Unterstützte Beschäftigung
www.bag-ub.de

Bundesarbeitsgemeinschaft der Integrationsämter und Hauptfürsorgestellen
www.integrationsaemter.de

Bundesarbeitsgemeinschaft der Integrationsfirmen
www.integrationsfirmen.de

Berufsbildungswerk Abensberg
www.bbw-abensberg.de

Berufsbildungswerk Dortmund
www.cjd-dortmund.de

Berufsbildungswerk Greifswald
www.bbw-greifswald.de

Berufsbildungswerk Südhessen
www.bbw-suedhessen.de

Bundesministerium für Arbeit und Soziales
www.bmas.bund.de

Bundesagentur für Arbeit
www.arbeitsagentur.de

Hochschule für angewandte Wissenschaften Regensburg
www.hochschule-regensburg.de

Druck:
Customized Business Services GmbH
im Auftrag der
KNV Zeitfracht GmbH
Ein Unternehmen der Zeitfracht - Gruppe
Ferdinand-Jühlke-Str. 7
99095 Erfurt